Gabriela Vonwald

Gesundheit aus Dosen

Nahrungsergänzungsmittel in der modernen Ernährung

LebensBaum Verlag

Vollständig überarbeitete und ergänzte Auflage, 2004

Bibliografische Information der Deutschen Bibliothek
Die Deutsche Bibliothek verzeichnet diese Publikation in der Deutschen Nationalbibliografie; detaillierte bibliografische Daten sind im Internet über http://dnb.ddb.de abrufbar.

Vonwald, Gabriela:
Gesundheit aus Dosen / Vonwald, Gabriela – 1. Aufl. – Bielefeld: J. Kamphausen GmbH, 2004
ISBN 3-928430-30-0

Überarbeitung: Jutta Oppermann, Bielefeld
Gestaltungskonzeption, Umschlaggestaltung und Innenlayout: Michael Epperlein, Biberach a. d. Riß
Abbildungen: Alexander Haselhoff, Bielefeld (S. 2/26/86/89/91/92/93/94/99/100/102/Umschlag); Matrix Typografie & Gestaltung, C. Modi/M. Orlowski, Hamburg (S. 2/26/54/63/85/100/102); Michael Epperlein (S. 2/12/26/30/32/34/43/45/52/53/54/57/59/82/84/100/102/Umschlag/Illustration S. 23)
Herstellung und Druck: Lindauer Druckerei Eschbaumer GmbH & Co., Lindau

Hinweis für die Leserinnen und Leser

Die Autorin hat bei der Erstellung dieses Buches mit Sorgfalt recherchiert und nur seriöse Quellen herangezogen und verglichen. Die Informationen stützen sich auf Fachliteratur, Studien und die Aussagen anerkannter Wissenschaftler. Dennoch können Verlag und Autorin keinerlei Haftung für etwaige Schäden übernehmen, die sich aus der praktischen Umsetzung der in diesem Buch vorgestellten Anwendungen ergeben.

Jeder Leser sollte in eigener Verantwortung entscheiden, wie er mit den Informationen dieser Publikation umgeht. Nehmen Sie die Warnungen im Text nicht auf die leichte Schulter und versuchen Sie auf keinen Fall, ernsthafte Erkrankungen selbst zu behandeln. Lediglich auf der Grundlage einer genauen Diagnose, die nur ein erfahrener Arzt oder Heilpraktiker stellen kann, können Beschwerden erfolgreich therapiert werden.

Inhalt

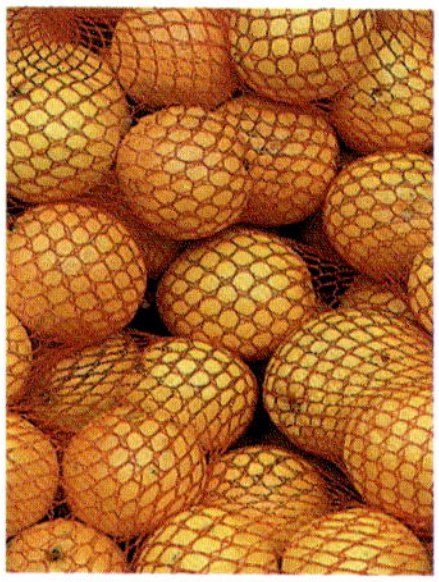

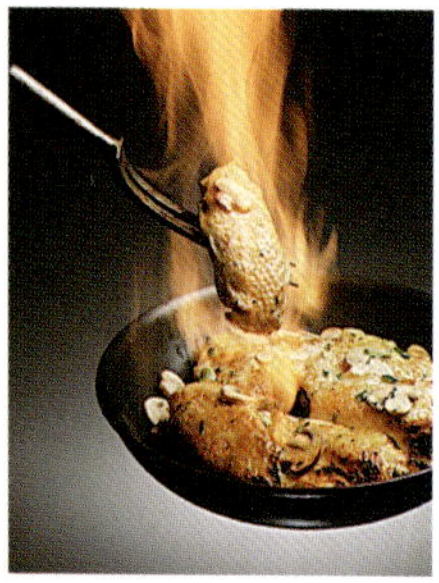

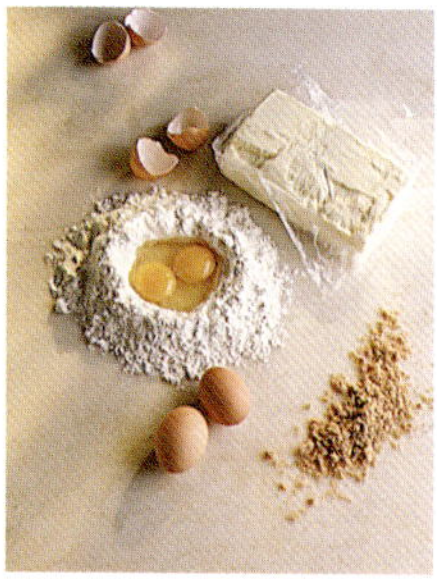

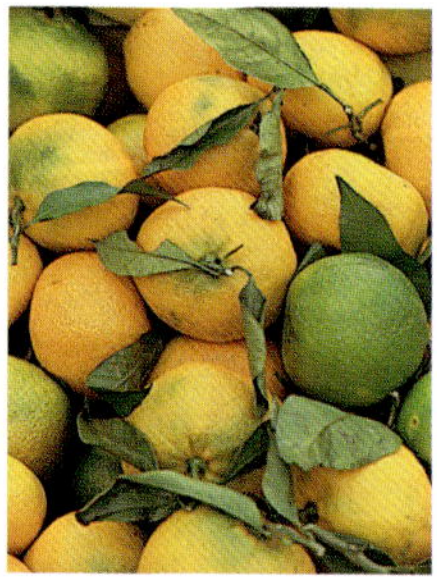

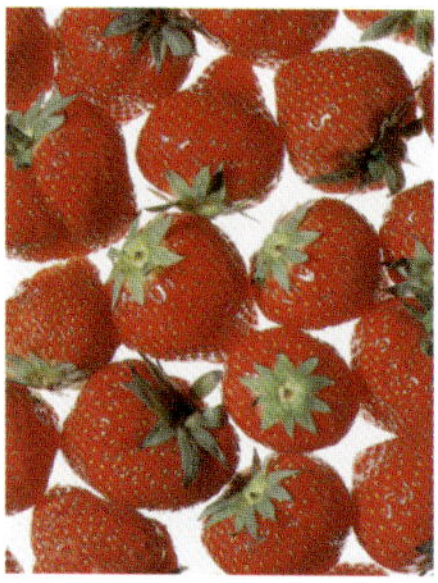

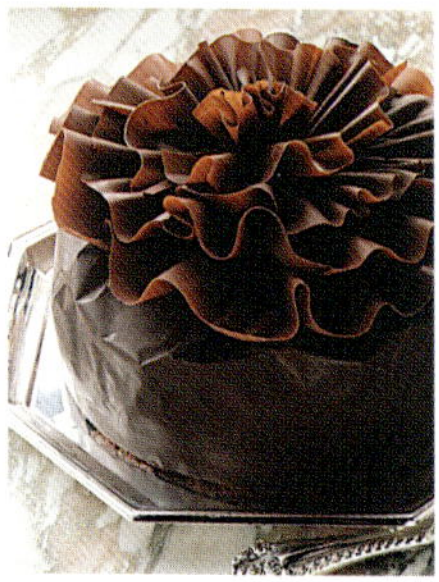

Vorwort

Dieses Buch war ursprünglich nur als Mitschrift von Vorträgen zum Thema gesunde Ernährung geplant, die ich regelmäßig vor interessierten Laien und Fachpublikum halte. Da ich mich dabei nie an ein vorgefertigtes Konzept hielt, sondern immer aus dem Bauch heraus redete, war es vor allem für diejenigen, die meine Erkenntnisse weitergeben wollten, zunehmend schwerer, sich alle Fakten zu merken. Der Ruf nach schriftlichen Unterlagen wurde immer lauter. So entstand mit der Zeit aus einer Lose-Blatt-Sammlung eine immer umfangreichere Lektüre, in der mehr und mehr Facetten des Themas Platz fanden, und schließlich der Ratgeber, den Sie jetzt in Ihren Händen halten.

Um es gleich vorwegzunehmen: Ich bin eine Befürworterin von Nahrungsergänzungsmitteln, wenn diese mit den notwendigen Informationen und einer kompetenten Beratung für die Konsumenten angeboten werden. Nahrungsergänzungen sind grundsätzlich Lebensmittel, die bestimmte Nährstoffe in konzentrierter Form enthalten und die tägliche Ernährung ergänzen. Sie sind also keine Medizin! Kräutertees, Bachblüten und homöopathische Tropfen sind keine Nahrungsergänzung, Vitamintabletten und Eiweißgetränke hingegen schon.

Bitte beachten Sie daher: Wenn Sie ernsthafte Gesundheitsprobleme nach dem Lesen dieses Buches selbst behandeln wollen, ohne einen Arzt oder Heilpraktiker zu Rate zu ziehen, so ist das Ihr gutes Recht. Ich muss aber in Ihrem eigenen Interesse grundsätzlich betonen, dass ich für eventuelle Folgen nicht hafte. Ich arbeite prinzipiell *mit* Ärzten und Heilpraktikern zusammen – nicht ohne oder gegen sie!

Es ist mir ein großes Anliegen, Ihnen mit diesem Buch den Schrecken vor Nahrungsergänzungsmitteln zu nehmen und diese als etwas ganz Normales – ja, in der heutigen Zeit sogar absolut Erforderliches – nahe zu bringen. Denn: Aufgrund unserer modernen Lebensweise und sinkender Nährstoffgehalte in Lebensmitteln ist es kaum noch möglich, den Bedarf an allen wichtigen Aufbaustoffen mit der normalen Nahrung zu decken. Der Vorteil von Ergänzungen in Pulver- oder Pillenform ist, dass Sie genau wissen, was drin steckt, und Sie den Körper gezielt mit allem Lebensnotwendigen versorgen können, ohne Angst haben zu müssen, dass etwas fehlt. Dabei sparen Sie Energie, da die tägliche Beschaffung gesunder, frischer Lebensmittel und die aufwändige Zubereitung der Mahlzeiten ruhig einmal entfallen darf. Konsequenzen für Ihre Gesundheit müssen Sie deswegen nicht befürchten.

Positiver Nebeneffekt: Sie brauchen Ihre kostbare Zeit fortan auch nicht mehr mit ständigem Kalorienzählen zu verbringen – und Sie nehmen trotzdem nicht zu. Mit der richtigen Nahrungsergänzung beliefern Sie Ihren Organismus nämlich nicht nur mit wertvollen

Nähr- und Vitalstoffen, sondern Sie heizen zudem auch noch Ihre Fettverbrennung an, so dass der Körper Ihnen so manche Ernährungssünde verzeiht. Pommes und Pizza, Sahnetorte und Schokolade sind also durchaus erlaubt.

Wenn Sie dieses Buch gelesen haben, werden Sie aufatmen und wissen: *Ja, ich darf wieder mit Genuss essen!* Schlemmen, sich gesund ernähren und abnehmen müssen keine Gegensätze sein!

Gabriela Vonwald

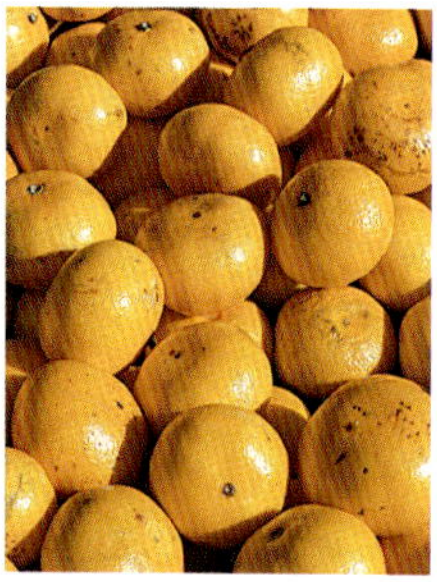

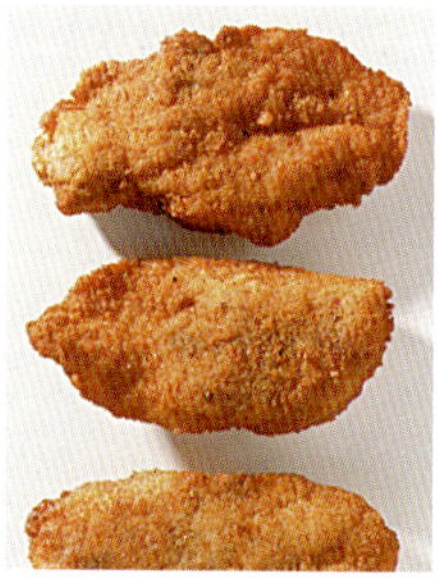

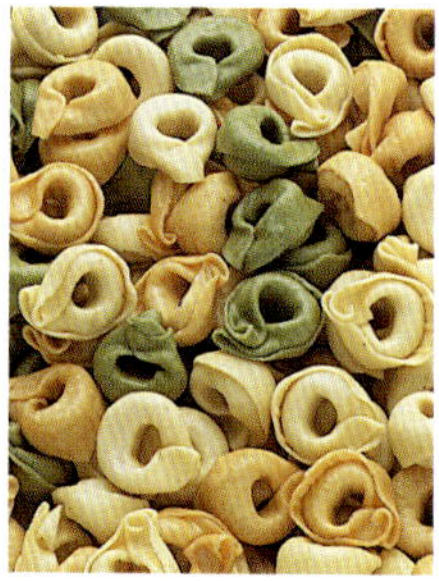

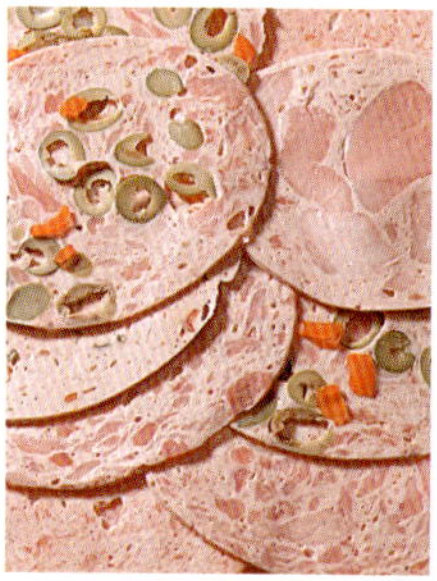

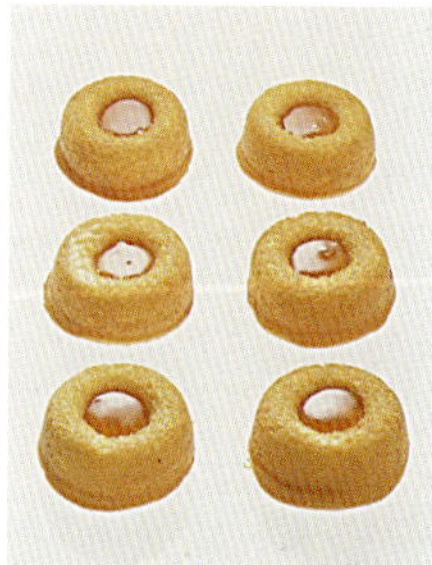

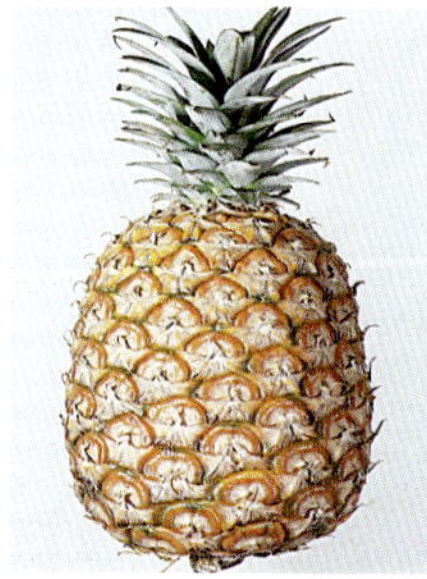

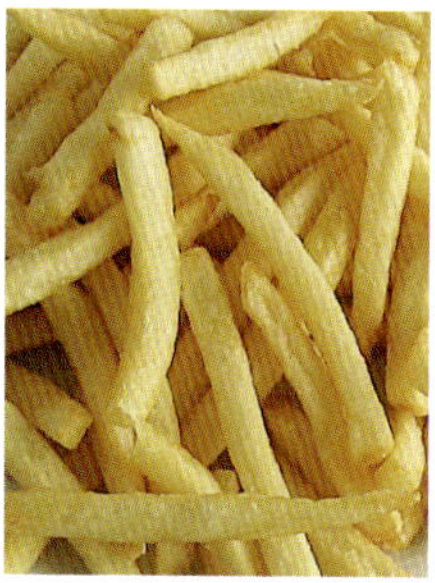

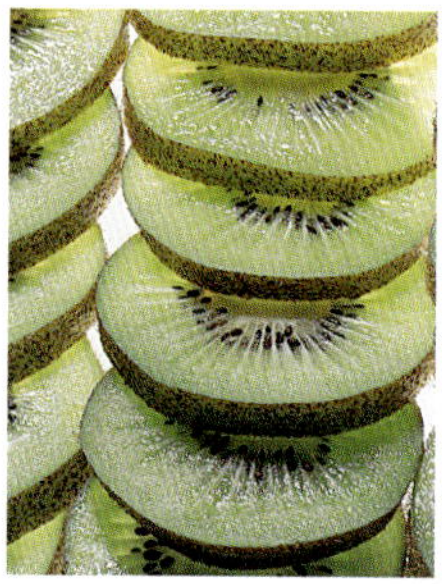

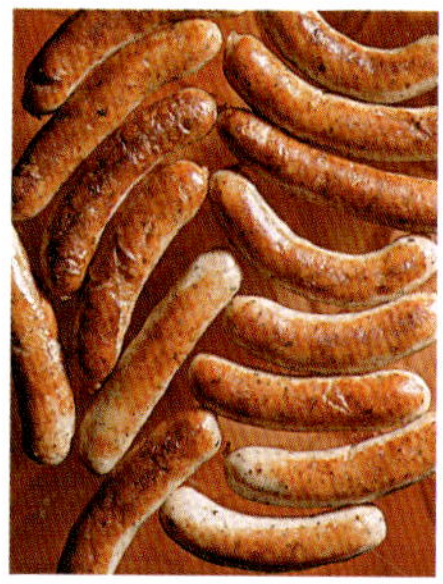

Ernährung – der tägliche Wahnsinn

Ich habe in den vergangenen Jahren Dutzende von Büchern über Ernährung gelesen, oft geschrieben von selbst ernannten Fachleuten, seien es Ärzte oder Diätassistenten, Ernährungsberater oder sonstige Spezialisten. In meinen Augen haben die meisten dieser Ratgeber eines gemeinsam: Sie gehen am Alltagsleben des Durchschnittsbürgers vorbei. Oder wie erklären Sie sich, dass kaum jemand die Anweisungen dieser Bücher wirklich befolgt?

Noch nie war die Informationsflut darüber, was gesunde Ernährung ausmacht, so groß wie heute. Gleichzeitig erreichen ernährungsbedingte Krankheiten und echte Mangelerscheinungen in den Ländern Europas und Nordamerikas inflationäre Ausmaße. Jedes Schulkind hantiert heute mit Kalorien- und Fett-Tabellen ebenso geschickt wie mit dem Taschenrechner. Dennoch hatten noch nie so viele Menschen Übergewicht.

Sind wir alle so ungehorsam oder warum halten wir uns nicht an die Ernährungsempfehlungen der Fachleute? Diese sind doch leicht zu verstehen und klingen alle recht plausibel: Essen Sie täglich ausreichend Obst wegen der Vitamine, dazu Vollkornprodukte, möglichst selbst geschrotetes Müsli mit Honig gesüßt, wenig Fleisch, mehrmals pro Woche Fisch und auch mal Leber wegen des hohen Eisengehalts. Täglich drei Portionen Gemüse oder Salat sind ebenfalls unbedingt notwendig – aber bitte frisch vom Markt oder direkt vom Biobauern. Und für Kinder gilt: Mit einem gesunden Frühstück starten sie besonders gut in den Tag – Hamburger und Pommes sind selbstverständlich tabu.

Kommt Ihnen das alles bekannt vor? Wenn Sie zu den wenigen Menschen gehören, die all diese Ratschläge befolgen und dabei zufrieden sind, dann können Sie dieses Buch jetzt getrost weglegen. Ich beglückwünsche und beneide Sie, denn ich selbst habe in der Vergangenheit vor allem mit Schuldgefühlen auf solche Weisheiten reagiert. Warum? Durch meinen Beruf als Fachfrau für Gesundheit und gesunde Ernährung habe ich zwar die Wichtigkeit dieser Empfehlungen erkannt, war allerdings aus Zeitgründen nicht in der Lage, sie in den Alltag zu übernehmen: Ich bin und war immer voll berufstätig, habe zwei Töchter, einen großen Haushalt mit zahlreichen Tieren und dazu eine ganze Reihe von anspruchsvollen Hobbys.

Wie mir geht es Tausenden von Frauen und Männern, Müttern und Vätern: Der Wille ist da, allerdings fehlt die Zeit, die Erkenntnisse moderner Ernährungsratgeber in die Tat umzusetzen. Heute bin ich schlauer. Ich weiß: Schuldgefühle sind hier fehl am Platz. *Das Ernährungs-ABC der Fachleute muss auf den Prüfstand. Es ist einfach nicht alltagstauglich.* Das wird nirgendwo so deutlich wie bei der täglichen Nahrungszubereitung für eine Familie mit Kindern.

Was koche ich heute bloß?

Ich persönlich verabscheue Kochen. Nein, nicht für das gelegentliche, romantische Candlelight-Dinner am Abend, sondern für den alltäglichen Wahnsinn. »Was koche ich heute?« Es macht einfach keinen Spaß, unter ständigem Zeitdruck Nährwerttabellen zu studieren, täglich frisch einzukaufen, Gemüse schonend zu dünsten, liebevoll zu garnieren, um dann den im Essen herumstochernden Nachwuchs dazu zu bewegen, es auch zu mögen. Kinder heutzutage dauerhaft von Fastfood fernzuhalten, grenzt schon fast an seelische Grausamkeit, und ich weigere mich, in meiner Familie ständig den Moralapostel und Missionar zu spielen.

Hinzu kommt: Beinahe jeder Bauer verwendet Chemie auf seinen Äckern, und ganze Industriezweige leben davon, Zusatzstoffe, die der Gesundheit zum Teil wenig zuträglich sind, in unsere Nahrungsmittel zu packen. *Es wird gepanscht, gerührt, gemixt – aber die fürsorgliche Hausfrau (oder der Hausmann) soll dann verantwortlich dafür sein, dass sich die Familie gesund ernährt. Wie soll das gehen?*

Natürlich geistern immer wieder die Namen so genannter Powerfrauen durch die Medien, die es scheinbar spielend schaffen, Beruf, Kinder und Haushalt unter einen Hut zu bringen, sich dazu noch geistig und körperlich fit zu halten und die liebe Familie biologisch einwandfrei zu ernähren. Wer genauer hinsieht, hat die Lage schnell durchschaut: Besagte Frauen haben meistens einen dienstbaren Geist zu Hause, der vormittags auf dem Markt nach gesunden Lebensmitteln Ausschau hält, diese gegen Bezahlung liebevoll zubereitet, anschließend das Geschirr in die Spülmaschine räumt und die Küche putzt. *Fragen Sie doch einmal eine berufstätige Frau, ob sie nach Dienstschluss oder zwischendurch Zeit und Energie für solche Tätigkeiten aufbringen kann.*

Bewegungsmangel – die Vitalstoff-Falle

Selbst wenn Sie zu den wenigen Privilegierten gehören sollten, die sich und Ihre Familie nach allen Regeln der Kochkunst rundum gesund ernähren können, bleibt wahrscheinlich ein Problem bestehen: Die meisten Menschen sind heute fast den ganzen Tag lang körperlich untätig, brauchen also viel weniger Kalorien als frühere Generationen, sonst werden sie zu dick. Notgedrungen stellt sich die Frage: *Wie können wir alle lebenswichtigen Stoffe aufnehmen, wenn wir immer weniger Nahrung brauchen?* Können wir es überhaupt? Die Antwort lautet »nein«. Denn auch das frischeste Obst und das beste Stück Fleisch vom Biobauern werden uns auf Dauer nicht mit allen Vitalstoffen versorgen können, die unser Körper dringend benötigt.

Nährstoffdefizite sind die logische Konsequenz aus Fastfood-Ernährung, sinkenden Nährstoffgehalten in unseren Lebensmitteln und einem durch Bewegungsmangel bedingten niedrigen Nahrungsbedarf.

Romantisch verklärt – das Leben anno dazumal

Viele Ernährungsberater graben gerne in der guten alten Zeit, als Ernährung ihrer Meinung nach noch ganz natürlich war. Sie schwärmen von im eigenen Garten gezogenen Gemüse, ungespritzten Äpfeln und unbehandeltem Getreide auf dem Feld. Selbst das Schwein konnte man noch guten Gewissens essen, weil es liebevoll aufgezogen und mit wertvollen Zutaten gefüttert wurde. Konnte man das tatsächlich?

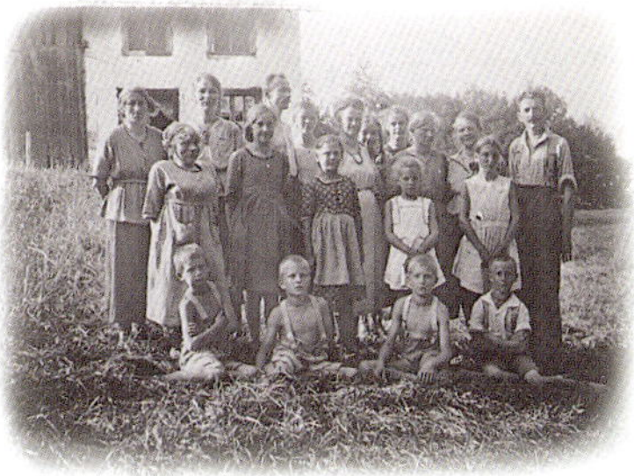

Sah die Wirklichkeit damals so rosig aus? Blicken wir genauer hin: Die, die es sich leisten konnten, waren auch in früheren Zeiten übergewichtig. Die Mehrheit der arbeitenden Bevölkerung dagegen war unterernährt, wurde von Seuchen dahingerafft und hatte eine geringe Lebenserwartung.

Es stimmt allerdings, dass Vitamintabletten für unsere Steinzeitvorfahren als Ergänzung zu ihren Säbelzahntigern überflüssig waren. Das hat mehrere Gründe: Erstens haben sie besagte Tiere mit Haut und Haaren verspeist, und nicht nur das begrenzt nahrhafte, magere Schinkenstück. Zudem haben sie ihre Früchte nicht geschält und damit wertvolle Vitalstoffe verschwendet. Zweitens hatten sie eine durchschnittliche Lebenserwartung von gerade einmal 25 Jahren und drittens waren sie damals nicht den nährstoffzehrenden Umweltbelastungen wie die Menschen von heute ausgesetzt.

An der guten Zeit von anno dazumal, wie sie Vergangenheits-Romantiker heraufbeschwören wollen, entstehen nicht nur beim Betrachten von Geschichtsbüchern Zweifel, sondern diese entspringen auch meinen eigenen Erfahrungen. Ich selbst habe meine frühe Kindheit bei meinen Großeltern auf dem Bauernhof verbracht. Ich erinnere mich noch, dass wir in den ersten Jahren kein fließendes Wasser hatten, sondern dieses von einem Ziehbrunnen vor dem Haus holen mussten. Einmal im Monat wurde ein großer gemauerter Kessel, in dem während der übrigen Zeit die Essensreste für die Schweine zu Brei verkocht wurden, gründlich gereinigt, um anschließend die Weißwäsche darin zu waschen. Danach wurde sie auf der so genannten »Bleiche«, einer Wiese neben dem Haus, ausgebreitet, damit sie schön weiß wurde und es auch blieb. Eine Waschmaschine besaß meine Großmutter ebenso wenig wie Waschmittel, Ultraweißmacher, Entkalker und Weichspüler.

Meine Großmutter war eine sehr intelligente und fortschrittliche Person. Wären all die modernen Hilfsmittel damals schon auf dem Markt gewesen, sie hätte sich das Leben sicher gern etwas bequemer gemacht... Heute warte ich manchmal darauf, dass irgendwelche selbst ernannten Wäschespezialisten uns empfehlen, die Handtücher wieder in einem Kessel am Herd zu kochen – so wie es »in der guten alten Zeit« üblich war.

Und trotzdem: Frühere Zeiten hatten selbstverständlich auch ihre positiven Seiten, von denen wir heute lernen können. So wurden Lebensmittel nicht mit unnötigen Zusatzstoffen versehen und Böden nicht überdüngt oder durch allzu intensiven Anbau ihrer Mineralstoffe und Spurenelemente beraubt.

Unsere Lebensmittel heute

Sind unsere Lebensmittel noch zu retten? Acrylamid in Pommes und Chips, Nitrofen in Ökoweizen, Pestizide im Salat, BSE bei Rindern, Antibiotika im Putenfleisch, Würmer im Fisch und gepanschter Wein – das ist nur die Spitze des Eisbergs und macht klar: Selbst die vermeintlich gesündesten Lebensmittel können zu einem Gesundheitsrisiko für jeden Menschen werden. Dabei sind es nicht nur die großen Skandale, die uns aufhorchen lassen sollten. Auch die ganz normalen Nahrungsmittel, die vom Gesetzgeber das Prädikat »gesund« erhalten, bedürfen unserer erhöhten Aufmerksamkeit. Zum Beispiel unser täglich Brot. Gehen wir der Sache einmal auf den Grund.

Brot – Zutaten aus dem Chemielabor

Greifen wir als typisches Beispiel für unsere heutigen Lebensmittel unser gesundes, nach altem Brauch gefertigtes Vollkornbrot heraus. Kaum ein Bäcker kommt bei dessen Zubereitung heute noch ohne die große Palette der von der Backmittelindustrie angebotenen Produkte, vor allem ohne die verschiedenen Fertigmehlsorten, aus. Da ein Bäcker lose Ware verkauft, ist er nicht verpflichtet,

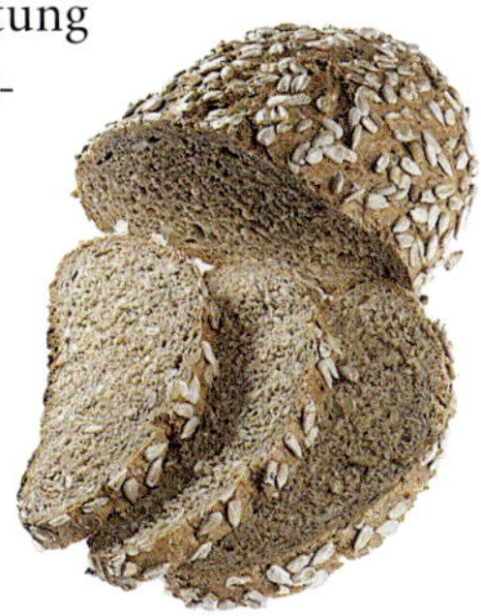

alle Inhaltsstoffe zu deklarieren. Warum sollte er sich also die Arbeit nicht mit den Annehmlichkeits-Erzeugnissen, so genannten Convenience-Produkten, aus industrieller Fertigung erleichtern? Irreführend ist allerdings, wenn auf diese Weise hergestellte Brötchen vor unseren Augen in den Ofen geschoben werden, um uns zu vermitteln: Wir haben nichts zu verbergen.

Zusatzstoffe sind bei loser Ware nicht deklarationspflichtig

In einer herkömmlichen Bäckerei sind mehr als 50 Zusatzstoffe zugelassen, welche die Beschaffenheit von Broten verbessern und ihre Haltbarkeit verlängern. Wer abgepacktes Brot kauft, findet diese Stoffe auf der Zutatenliste, bei loser Ware ist eine Kennzeichnung nicht erforderlich. Vor allem für Nahrungsmittelallergiker wird diese rechtliche Regelung zu einem Problem. Ob darüber hinaus auch für Otto Normalverbraucher ohne Allergie Gesundheitsrisiken vom Verzehr einzelner Zusatzstoffe ausgehen, darüber streiten die Wissenschaftler.

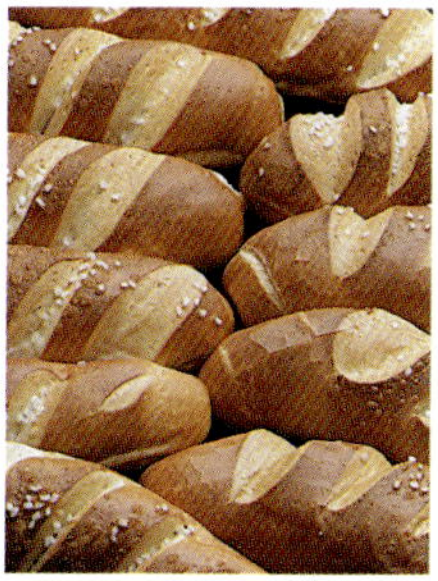
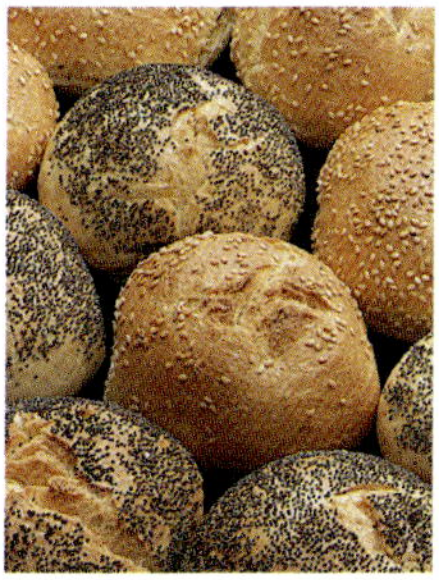
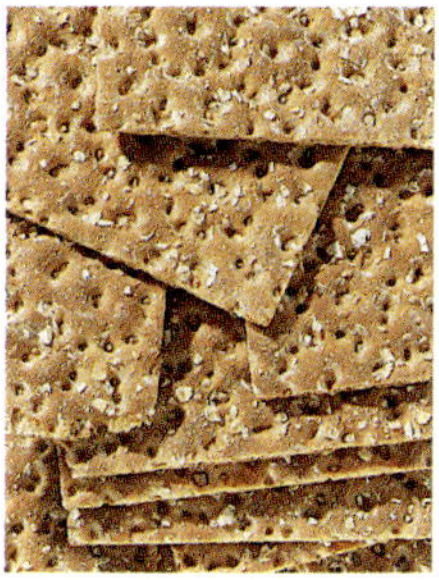

Eine kleine Kostprobe gefällig? Die Inhaltsstoffe eines einfachen Roggenbrötchens lesen sich häufig wie der Text auf dem Beipackzettel eines Produktes aus dem Chemielabor: Roggenmehl, getrockneter Roggensauerteig, Weizenkleber, Roggenmalzschrot, gehärtetes pflanzliches Fett, jodiertes Speisesalz, Roggenkeimkleie, Zucker, Emulgator, getrockneter Malzextrakt, Sojamehl, Verdickungsmittel, Mehlbehandlungsmittel, Enzyme. Oder wie wär's mit einer ganz gewöhnlichen Semmel, die durch das Hinzufügen von Bräunungsmitteln optisch zum gesunden Vollkornbrötchen mutiert?

Um keine Missverständnisse aufkommen zu lassen: Es gibt viele ehrliche und bemühte Bäcker, die auch ohne industrielle Verfeinerungsmittel köstliches und gesundes Brot backen. Allerdings gibt es ebenfalls viele, bei denen dies angezweifelt werden darf.

Vitalstoffmangel in Obst und Gemüse

Im Schwarzwaldsanatorium Obertal wurde 1996 ein sehr interessanter Versuch gemacht, der in seiner Eindeutigkeit zu denken gibt: Dabei wurden gängige Obst- und Gemüsesorten auf ihren Gehalt an Vitaminen, Mineralstoffen und Spurenelementen hin untersucht und mit Nährwerttabellen aus dem Jahre 1985 verglichen (siehe auch nebenstehende Tabelle). Viele Inhaltsstoffe, für die eine Sorte 1985 noch gelobt worden war, hatten sich im Laufe dieser elf Jahre auf wundersame Weise verflüchtigt. Bei Erdbeeren sank der Vitamin-C-Gehalt zum Beispiel um 67 Prozent, vom Vitamin B_6 in Bananen blieb gerade einmal 8 Prozent übrig, der Magnesiumanteil im Spinat reduzierte sich um 68 Prozent und die Kalziummenge in der Kartoffel um 70 Prozent. An den meisten gängigen Nährwerttabellen ist diese Entwicklung übrigens vorübergegangen. In ihnen finden sich immer noch Mengenangaben aus besseren Zeiten, die vor mehr als 20 Jahren ermittelt wurden.

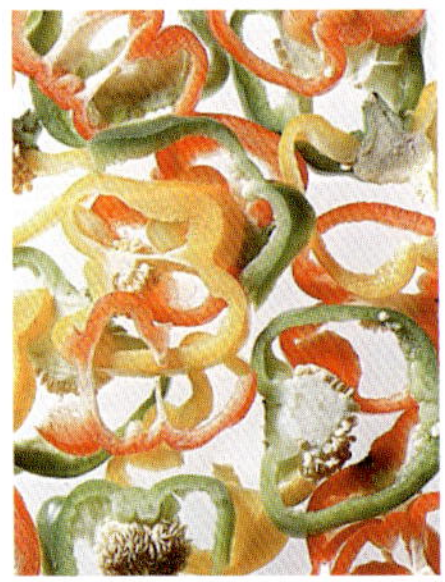

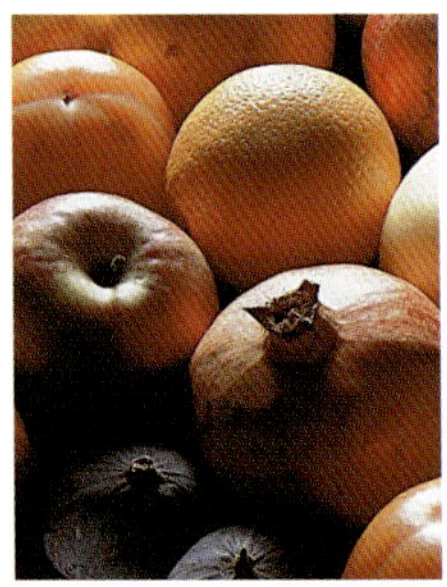

Obst und Gemüse sind nicht mehr das, was sie einmal waren.

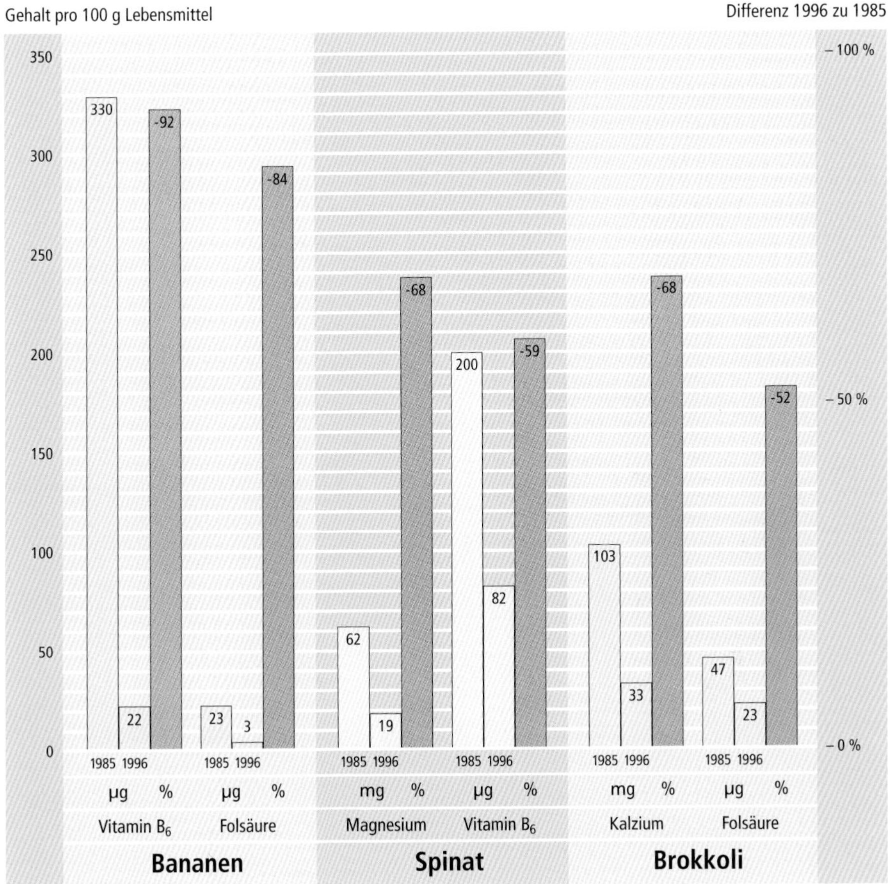

Der Mineralstoff- und Vitamingehalt von Lebensmitteln – die Jahre 1985 und 1996 im Vergleich (Quelle: E. Wienecke, 2000; M. Furmanek, 2/1997)

Die Gründe für die zunehmende Vitalstoffverarmung von Obst und Gemüse sind vielfältig.

››› Durch Jahrzehnte der Monokulturen sind unsere Böden ausgelaugt. Mein Großvater war Bauer, und ich erinnere mich, dass auf einem Feld in einem Jahr Getreide angebaut wurde, im darauf folgenden Kartoffeln und im dritten ließ man die Tiere dort weiden. Machen Sie diesen Vorschlag heute einem Landwirt, der ums Überleben kämpft.

››› Gerade in Deutschland, Österreich und der Schweiz sind während mehrerer Eiszeiten mit dem Schmelzwasser Spurenelemente wie Selen aus den Böden gewaschen worden. Aus diesem Grund ist im Obst, Gemüse und in Tierprodukten dieser Länder von Natur aus wenig Selen enthalten und es ist nahezu unmöglich, den Selenbedarf ausschließlich mit diesen Nahrungsmitteln zu decken.

››› Einige Umweltgifte führen dazu, dass Mineralstoffe und Spurenelemente fest im Boden gebunden bleiben und den Pflanzen somit nicht zur Verfügung stehen. Beispielsweise enthält saurer Regen Schwefel, der unserem Obst und Gemüse das Spurenelement Selen vorenthält.

››› Früchte stellen ausreichend Vitamine her, wenn ihnen die Gelegenheit gegeben wird, an der Pflanze unter Sonneneinstrahlung zu reifen. Heute wird Obst viel zu früh geerntet. Es reift erst in den Lagerhäusern, unter den Neonröhren im Supermarkt und im Kühlschrank nach. Die Vitamine bleiben dabei auf der Strecke.

››› Auf weiten Transportwegen sowie durch unsachgemäße und zu lange Lagerung geht ein Großteil der Vitamine im Obst und Gemüse verloren.

Bevor wir jetzt über die Profitgier der Händler schimpfen, packen wir uns erst einmal an unsere eigenen Nasen: *Brauchen wir wirklich das ganze Jahr hindurch frische Erdbeeren, die von weit her eingeflogen werden müssen?* Schön, dass wir uns Orangen und Bananen leisten können, aber wären sie für unser Leben in Mitteleuropa wirklich unerlässlich, hätte der liebe Gott sie doch bestimmt hier wachsen lassen oder?

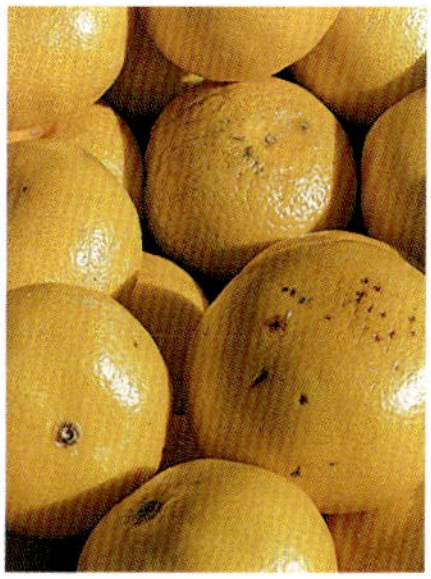

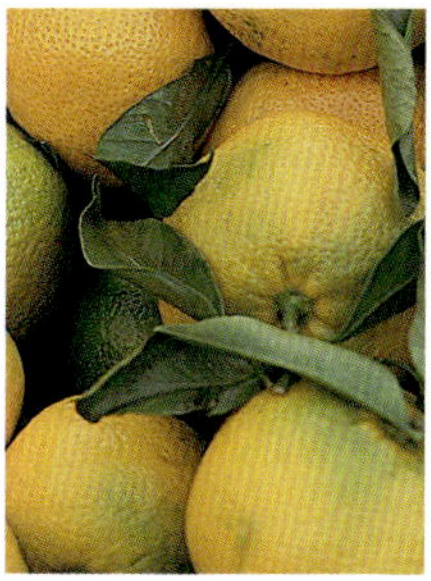

Gestatten Sie mir an dieser Stelle einen kleinen Einschub: Nach der asiatischen Lehre der Elemente gehören Orangen und Zitronen zu den kühlenden Nahrungsmitteln. Demnach ist es logisch, dass sie ausschließlich in heißen Ländern wachsen. Macht es vor diesem Hintergrund Sinn, dass sie bei uns vor allem in der kalten Jahreszeit angeboten werden, obwohl wir uns dann doch eigentlich innerlich wärmen sollten? Denken Sie einmal darüber nach.

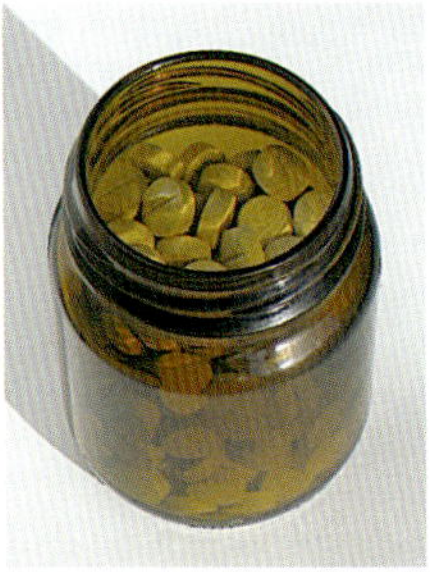
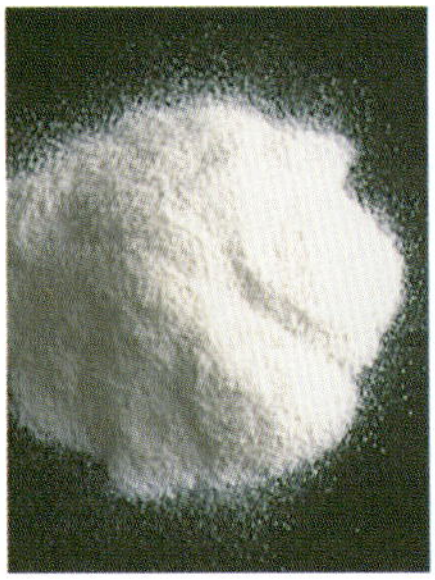
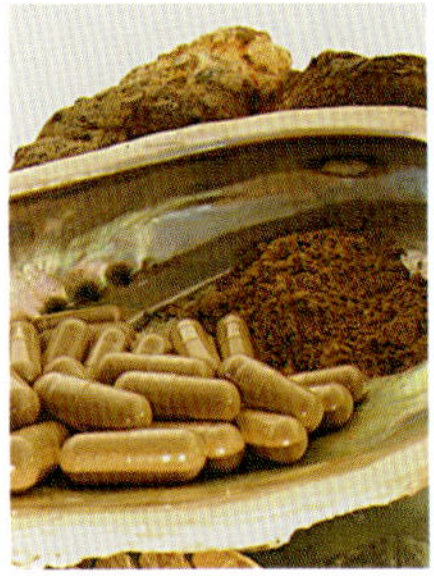
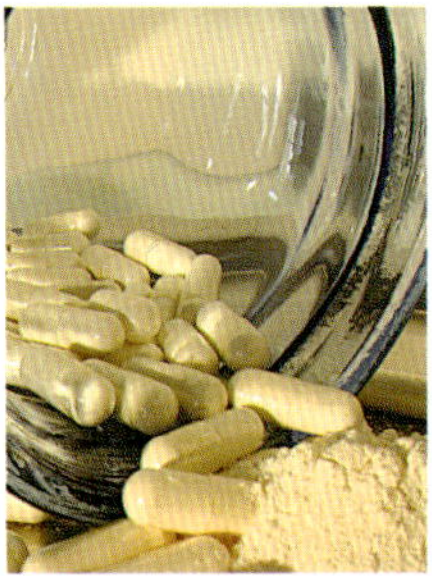
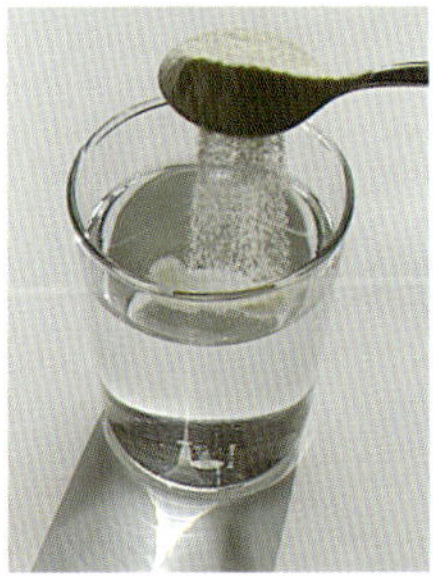
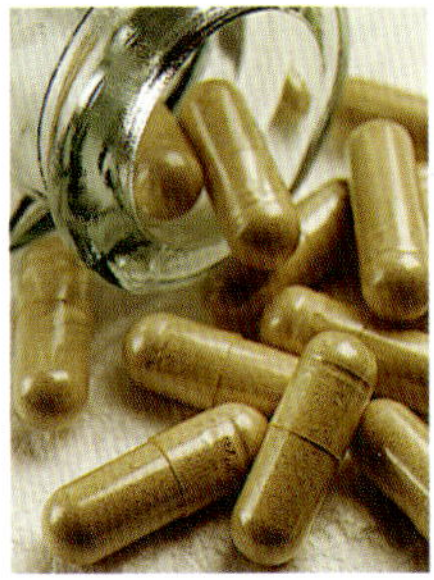
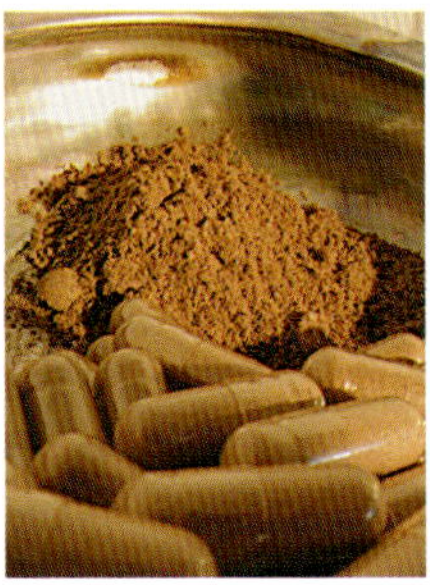
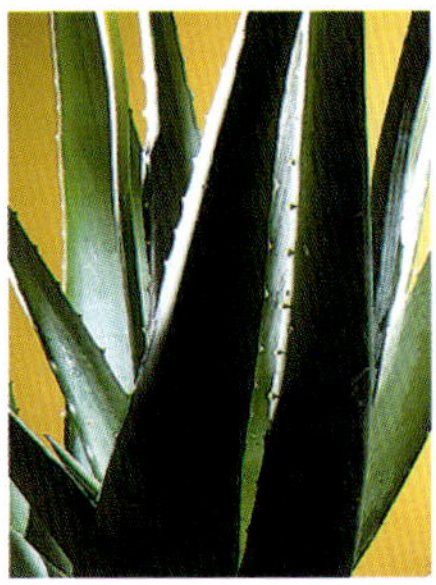
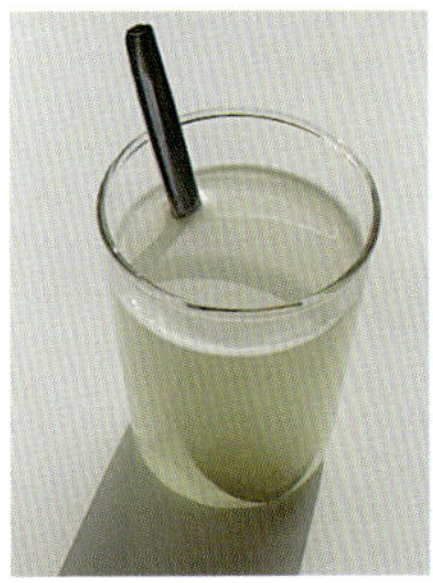

Nahrungsergänzungen – ohne geht es nicht

Wenn Sie mir bis hierher gefolgt sind und das Buch noch nicht in die Ecke gelegt haben, dann ist Ihnen jetzt wahrscheinlich etwas unbehaglich zu Mute. *Dürfen wir denn gar nichts mehr essen?*

Doch! Sie dürfen fast alles essen. Ja, Sie dürfen sogar schlemmen. Meine Botschaft lautet: Lassen Sie sich nicht von so genannten Gesundheitsaposteln einschüchtern, die Sie zum Grübeln bringen, weil Sie alle ihre Ratschläge unmöglich befolgen können oder Ihnen das gesunde Grünzeug nun einmal nicht so gut schmeckt.

Essen Sie mit Genuss und ohne Reue!

Warum sollen Errungenschaften und Fortschritte, welche die Menschheit in den vergangenen Jahrzehnten gemacht hat, nicht auch in den Dienst unserer täglichen Ernährung gestellt werden? Keine Angst! Ich träume nicht von Astronautennahrung, die wir in Form von Kapseln zu uns nehmen, während auf einem überdimensionalen Bildschirm das dazu passende Mahl präsentiert wird. Das würde auf Dauer nicht funktionieren, denn Essen ist ein Trieb, dem wir nicht entkommen können, auch wenn wir es noch so stark wollen. Er

wird zu einem großen Teil vom Instinkt gesteuert und ist dem Verstand nur begrenzt zugänglich.
Astronautennahrung käme allein schon deswegen nicht in Frage, weil Essen mehr ist als die reine Nahrungsaufnahme, die verhindert, dass wir verhungern. Essen bedeutet Genuss, Belohnung, Geselligkeit, Kultur! Je mehr wir darüber nachdenken, was wir alles nicht essen sollten, umso begehrenswerter erscheint es uns.

Ist es nicht viel einfacher und ehrlicher, diesen Gelüsten bis zu einem gewissen Grad nachzugeben und zu essen, was uns schmeckt, anstatt uns permanent zu sorgen, dass wir möglichst viele Vitalstoffe mit möglichst wenig Nahrung und einem Minimum an Kalorien aufnehmen? *Gesundheit lässt sich schließlich auch auf andere Weise zuführen: mit Vitamintabletten, Mineralstoffkapseln und pflanzlichen Nahrungsergänzungen, durch die unser Körper gezielt mit hoch konzentrierten, lebenswichtigen Substanzen beliefert wird.*

Essen Sie mit Genuss Ihre Pizza und ab und zu Pommes frites und süße Leckereien, aber schaffen Sie einen gesunden Ausgleich durch Nahrungsergänzungsmittel – täglich, nicht nur hin und wieder.

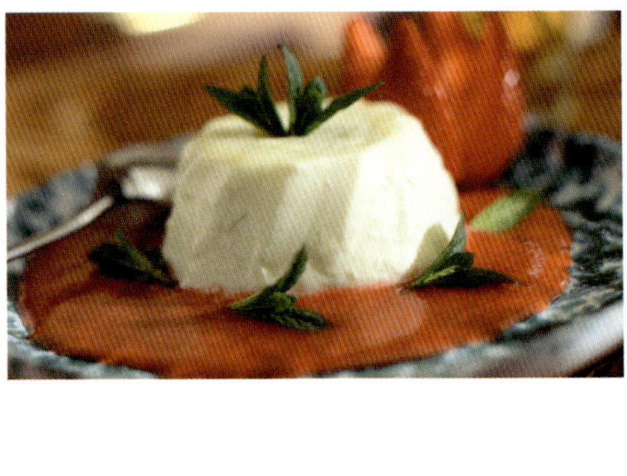

Verstehen Sie mich bitte nicht falsch! Ich will hiermit keineswegs einer hemmungslos ungesunden Ernährungsweise das Wort reden. Frisches Obst und Gemüse, Fisch und Milchprodukte gehören regelmäßig auf den Tisch, um das ganze Spektrum der Natur und die Vitalstoffe in ihrer natürlichen »Umgebung« zu nutzen. Und wer rund um die Uhr Sahnetorten und Kekse schlemmt, wird irgendwann kugelrund und kann sich nicht mehr richtig bewegen. Mir geht es darum, einen Ausweg aufzuzeigen aus dem Teufelskreis zwischen Schlemmen und schlechtem Gewissen, das uns alle beschleicht, wenn wir unserer Familie oder uns wieder einmal mehr Genuss als Gesundheit aufgetafelt haben. Sei es, weil die Zeit es nicht zuließ, wir zu erschöpft waren und die Zubereitung uns zu mühsam erschien. Sei es, weil wir einfach Heißhunger auf ungesunde Leckereien hatten. Gönnen Sie sich diese Ausreißer!

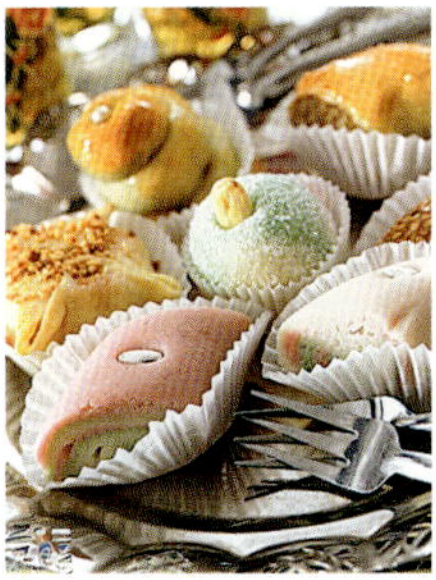

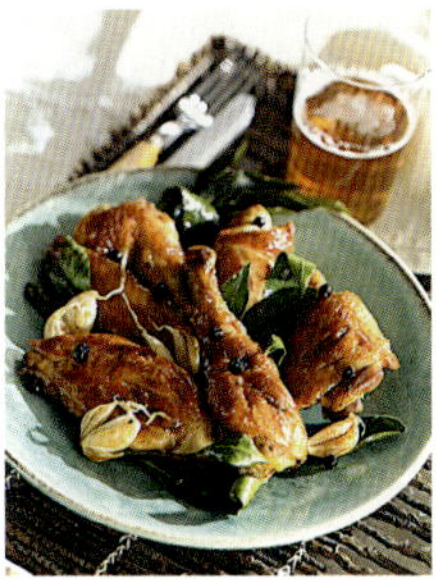

Hand aufs Herz: Ist Genuss ohne Reue manchmal nicht ebenso wichtig für unsere Gesundheit und unsere Lebensfreude wie das tägliche Bemühen um die Lösung des »Wie-ernähre-ich-mich-und-andere-richtig«-Problems, das unseren Verstand zur permanenten Umsicht anhält? Erst wenn Sie erkennen, dass Ihnen im Lustfall nichts versagt bleibt, sind Sie bereit loszulassen und sich von dauerhaften Suchtzwängen beim Essen zu befreien. Ganz einfach ausgedrückt heißt das: Wenn Sie Lust haben zu essen, dann schlemmen und schlecken Sie ruhig hemmungslos: einen ganzen Tag oder eine Woche lang – und am anderen Tag oder in der anderen Woche eben auch mal nicht. Wenn Sie Zeit haben, kredenzen Sie Ihrer Familie ein köstliches und gesundes Mahl, mit viel Liebe und Freude zubereitet – und wenn Sie keine Zeit haben, dann eben nicht. Dafür ist Fortschritt gut!

Nutzen Sie den Fortschritt – mit Pulver und Pillen fit bis ins Alter

Kürzlich fiel mir ein Inserat einer Firma für Tierfutter in die Hände. Dort stand: »Wer seine Katze ausschließlich mit selbst zubereiteten Köstlichkeiten verwöhnt, kann nicht exakt kontrollieren, ob sie alles bekommt, was sie täglich braucht.« Ersetzen Sie doch einmal zum Spaß das Wort »Katze« durch das Wort »Familie«. Spätestens dann fühlen Sie sich wahrscheinlich nicht mehr wohl, und ich kann es Ihnen nicht verdenken. Auch für mich hatte gesunde Ernährung noch vor gar nicht langer Zeit ausschließlich mit Obst, Gemüse und Vollkornprodukten zu tun, keinesfalls aber mit Tabletten und Pulver in Dosen oder Kapseln. Es waren der Zeitmangel, die Bequemlichkeit und die Abneigung gegen das lästige tägliche Ritual des Frisch-Kochens,

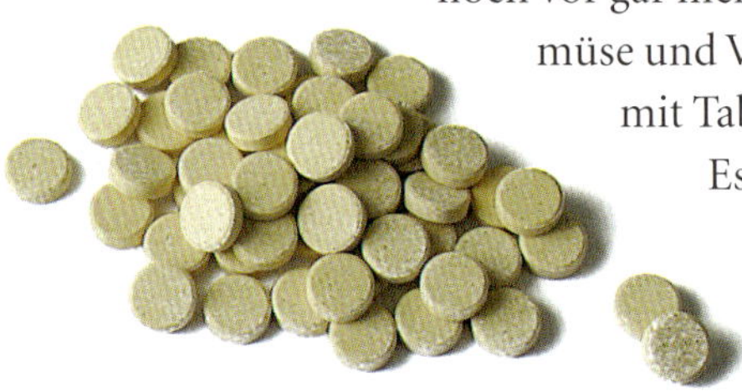

durch die ich erstmals mit Nahrungsergänzungsprodukten in Berührung gekommen bin. Ich habe zweimal täglich einen Eiweißdrink zu mir genommen und dazu ein paar Kapseln geschluckt. Das Ergebnis hat mich selbst beeindruckt. Es ging mir ausgezeichnet, besser als mit all dem Gemüse vorher. Ich war nicht mehr chronisch müde, sondern voller Energie. Hautprobleme, mit denen ich jahrelang zu kämpfen hatte, besserten sich schlagartig. Zudem hatte ich kaum noch Migräne-Anfälle. Wenn ich mir früher die Haare über der Wanne gewaschen habe, sah es danach aus, als hätte ich den Hund gebadet. Heute verliere ich kaum noch Haare. Und als Nebeneffekt habe ich im Laufe der Monate insgesamt zwölf Kilogramm Gewicht verloren, und zwar nicht im Gesicht und am Busen, sondern dort, wo ich es immer schon wollte.

Während die einen noch streiten, ob die Einnahme von Vitaminen, Mineralstoffen, Spurenelementen, Eiweiß sowie anderen Nähr- und Vitalstoffen empfehlenswert ist, gibt es eine Vielzahl von Wissenschaftlern, die schon längst täglich ihre Nahrungsergänzungen schlucken. Sie sind davon überzeugt, dass die Menschheit in fünf bis acht Jahren nicht mehr in der Lage sein wird, alle lebenswichtigen Substanzen aus der Nahrung zu beziehen.

»Mit den Jahren macht Ihr Körper verschiedene biochemische Veränderungen durch, die fälschlicherweise als unvermeidliche Konsequenzen des Alterns aufgefasst wurden; stattdessen sind sie Anzeichen von Gesundheitsverschlechterungen und Krankheiten, die manchmal schon durch eine bescheidene Dosis von ganz gewöhnlichen Nahrungsstoffen spürbar umgekehrt werden können.«
Jean Carper, 1998

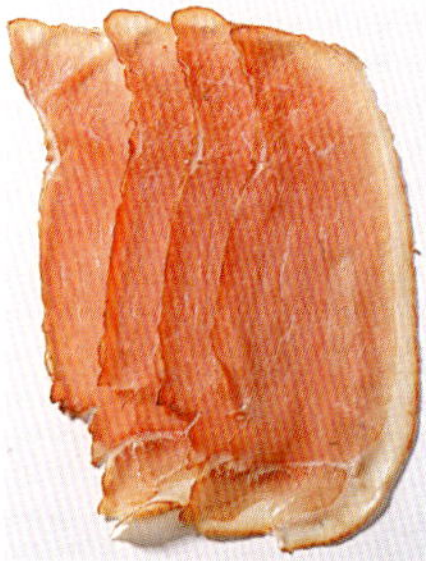
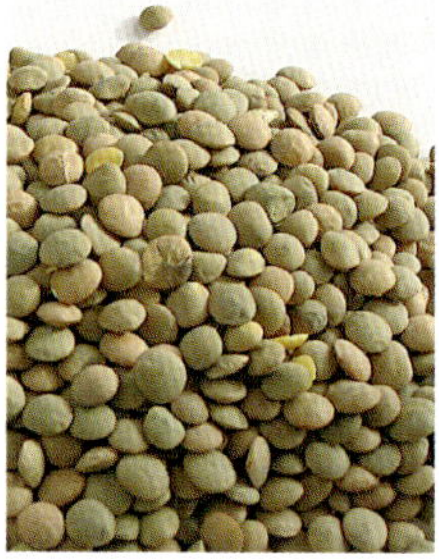
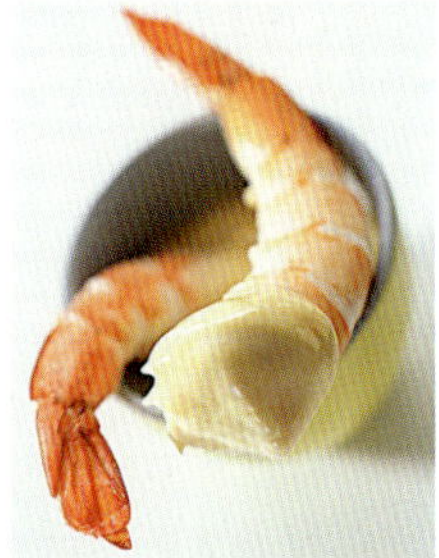
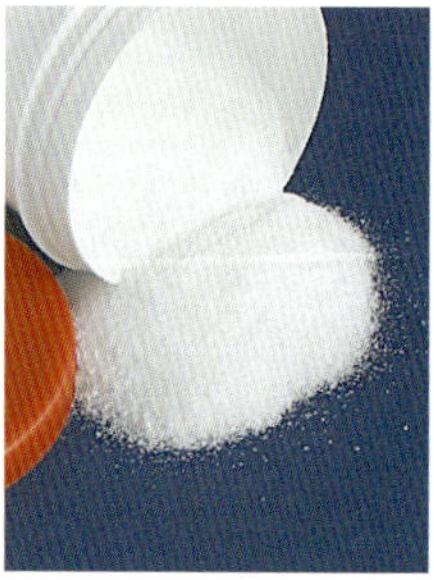
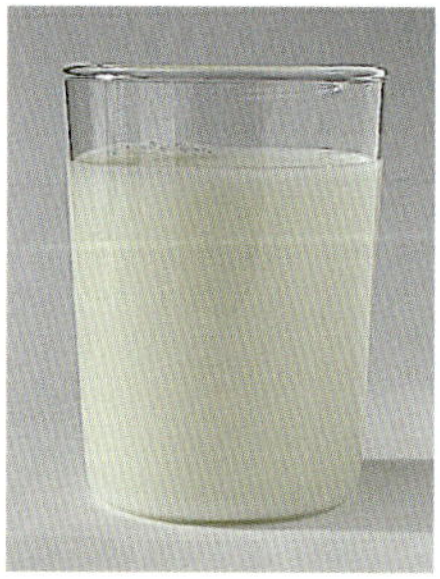
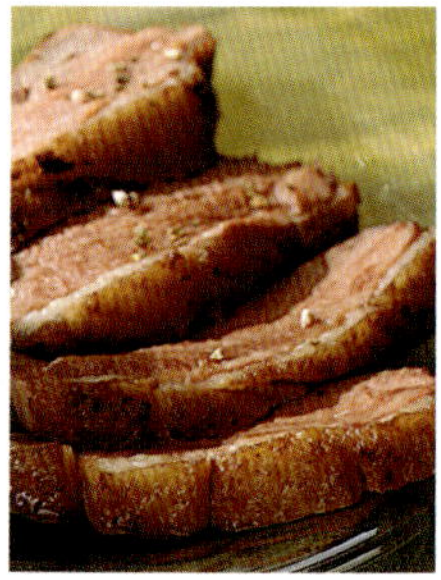
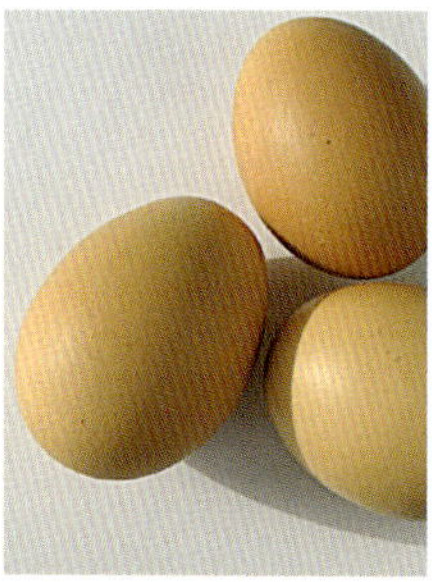
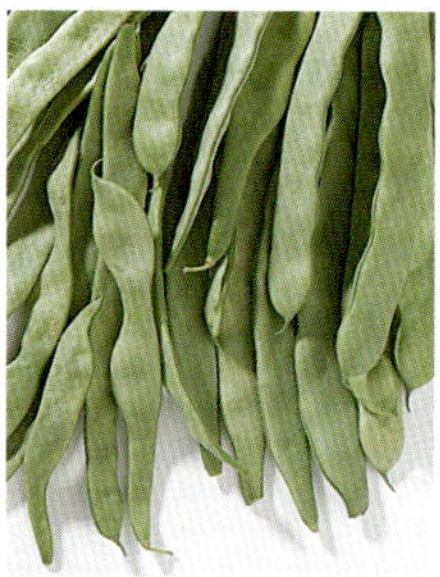
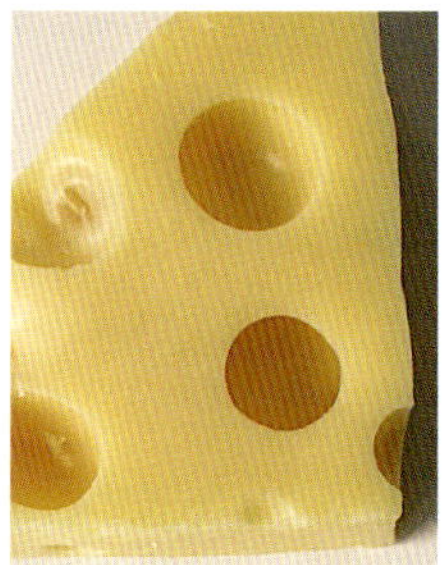

Eiweiß – Baustein für mehr Gesundheit und Wohlbefinden

Warum essen wir eigentlich? Weil uns langweilig ist, weil wir uns belohnen wollen, weil wir beim Anblick bestimmter Speisen Appetit bekommen, weil die Uhr sagt: Mahlzeit. Oder weil wir Hunger haben. Hier zu Lande tritt echter Hunger allerdings eher selten auf, da wir uns bereits dann etwas in den Mund schieben, wenn dieses Gefühl noch gar nicht da ist.

Es gibt also viele Gründe dafür, sich etwas Essbares einzuverleiben. Vom Standpunkt unseres Organismus und unserer Zellen aus essen wir allerdings hauptsächlich aus einem einzigen Grund:

Wir brauchen Eiweiß!

Der Körper des Menschen besteht vereinfacht betrachtet aus Eiweiß und Wasser. Beides muss ständig nachgefüllt werden, denn alles, was im Organismus geschieht, wird durch Eiweiß bestimmt. Die Suche nach Eiweiß in der Nahrung ist die Ursache dafür, dass eine Kuh den ganzen Tag lang grasen muss, ein Löwe aber nur alle paar Tage eine Antilope schlägt: Antilopen enthalten wesentlich mehr Eiweiß als eine grüne Wiese.

Selbstverständlich benötigt unser Körper neben hochwertigem Eiweiß noch eine Reihe weiterer Stoffe, vor allem, um das Eiweiß optimal zu verwerten und einzubauen. Kohlenhydrate und Fettsäuren, Vitamine, Mineralstoffe und Spurenelemente gehören dazu.

Eiweiß

Eiweiße – auch Proteine genannt – sind die Grundbausteine von Lebewesen. Sie machen etwa ein Fünftel unseres Gewichts aus. Besonders viele Eiweißstoffe enthalten Muskeln, Haut und Knochen. Mit der Nahrung aufgenommen werden sie im Darm in ihre Bestandteile, die Aminosäuren, zerlegt und dann im Körper wieder zusammengesetzt. Dort werden sie beispielsweise für den Aufbau von Enzymen, Hormonen, Transportstoffen und wichtigen Komponenten des Immunsystems benötigt.

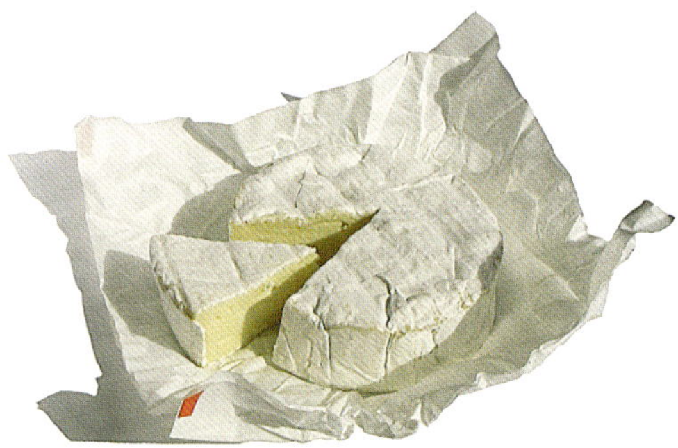

Unterversorgung im Überfluss

Laut einem Bericht der WHO (Weltgesundheitsorganisation) leiden die meisten Menschen in Zivilisationsländern unter einem 40-prozentigen Eiweißmangel – und das, obwohl sie zu viel Fleisch essen, das große Mengen Eiweiß enthält. Das mag unlogisch klingen, ist es aber nicht.
Denn:

- ››› Der Organismus kann nicht jedes Eiweiß gleich gut verarbeiten. Solches, das in seiner Zusammensetzung dem unseres Körpers sehr ähnlich ist, wird besser verwertet. Der Fachmann sagt dazu: Es besitzt eine höhere biologische Wertigkeit.
- ››› Die Verdauungsleistung nimmt ungefähr im Alter von 50 Jahren deutlich ab, was zu einem bedrohlichen Eiweißdefizit führen kann – zum Beispiel weil dringende Reparaturen an Zellen nicht mehr vorgenommen werden können. Ältere Menschen brauchen daher besonders viel hochwertiges Eiweiß.

Eiweiß besteht aus kleinen Bausteinen, den Aminosäuren. Dies ist vergleichbar mit Wörtern, die aus einzelnen Buchstaben zusammengesetzt sind. Aus den insgesamt 26 Buchstaben des Alphabets können lange und kurze Wörter gebildet werden und aus mehreren Wörtern entstehen ganze Sätze oder Texte. Sie können damit einen Schundroman verfassen oder Goethes »Faust«.

Ähnlich verhält es sich mit den Aminosäuren, den »Buchstaben« der Eiweiße. Aus ihnen lassen sich kleine und große Eiweißmoleküle bilden, die je nach Art der verwendeten Aminosäuren für den Menschen mehr oder weniger wertvoll sein können.

Aminosäuren – Baustoffe des Lebens

essenzielle	nicht essenzielle	
Isoleucin	Alanin	
Leucin	Asparagin	
Lysin	Asparaginsäure	
Methionin	Cystein	
Phenylalanin	Glutamin	
Threonin	Glutaminsäure	
Tryptophan	Glycin	
Valin	Prolin	
	Serin	
	Tyrosin	*gelten bei
	Arginin*	Kindern als
	Histidin*	essenziell

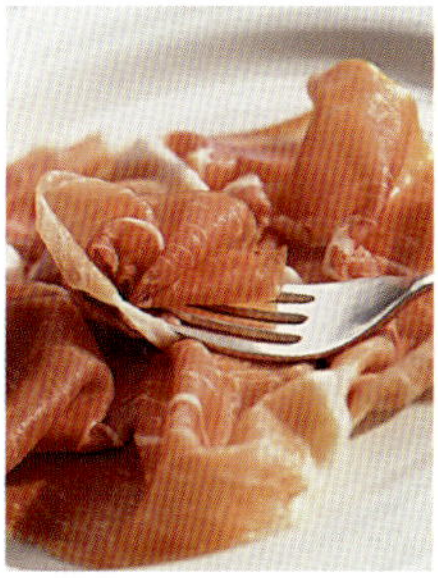

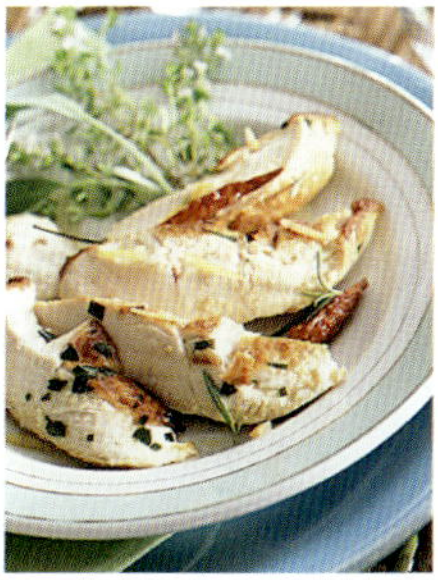

Die meisten Aminosäuren kann unser Körper selbst herstellen. Für acht Aminosäuren gilt dies nicht. Sie müssen mit der Nahrung zugeführt werden und werden deshalb als essenziell (= lebensnotwendig) bezeichnet.

Nun existiert aber kaum ein Lebensmittel, das alle essenziellen Aminosäuren in ausreichender Menge enthält. Je nachdem, welcher Baustein dem Körper gerade fehlt, hat das unterschiedliche Folgen. Es gibt Aminosäuren, die für unser Immunsystem wichtig sind, solche, die Muskeln mit aufbauen, solche, die die Fettverbrennung ankurbeln, und solche, die vor allem zur Entgiftung benötigt werden. Betrachten wir ein Beispiel: Tyrosin ist der Hallo-Wach-Stoff des Körpers. Soldaten im Krieg erhalten diese Aminosäure in Grammdosis, damit sie nicht einschlafen. Tyrosin hält auch Führungskräfte fit, denn die Aminosäure steigert Stimmung und Leistungsfähigkeit. Ob Tyrosin, Isoleucin, Cystein oder Serin – jeder Eiweißbaustein erfüllt ganz spezielle Aufgaben. Fehlt er, hat unser Organismus ein großes Problem.

Alles eine Sache der Kommunikation

Die Unterversorgung mit Eiweiß bzw. mit seinen Bestandteilen, den Aminosäuren, ist genau genommen die Folge mangelnder Kommunikation in unserem Körper. Nehmen wir einmal an, dass wir dringend eine Aminosäure namens Maria brauchen, um ganz bestimmte Reparaturarbeiten auszuführen. Unser Organismus reagiert darauf, indem er uns durch Magenknurren mitteilt, dass er Hunger hat. Leider sagt er uns nicht, welchen speziellen Stoff er in diesem Moment benötigt. Also essen wir irgendetwas – zum Beispiel ein Wurstbrot, in dem dann weder die Aminosäure Maria noch andere, in diesem Moment für den Körper wertvolle Substanzen enthalten sind. Auch ein gesundes Müsli, ein Glas Milch oder eine Portion vollwertiger Reis würden das Problem nicht lösen. *Unser Organismus wird also so lange Hunger signalisieren, bis wir ihm nach dem Prinzip von Versuch und Irrtum mehr oder weniger zufällig das Richtige anbieten.*

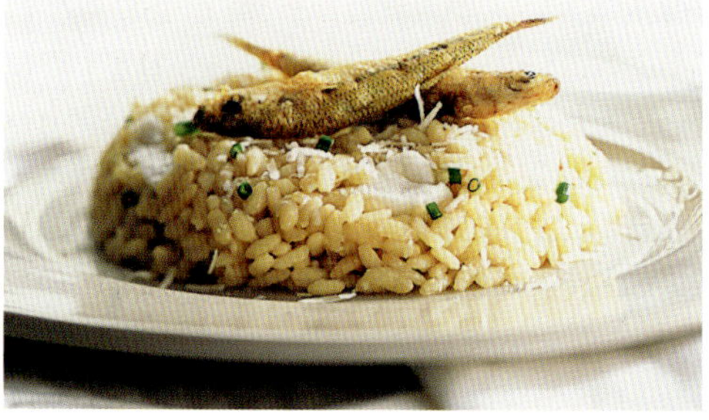

Mangel macht krank

Das Verhängnisvolle an einem Aminosäuremangel ist, dass er im Blut sehr schwer nachweisbar ist. Das liegt daran, dass das Blutbild lediglich eine Momentaufnahme zeigt, die nur für den Augenblick der Blutabnahme Aussagekraft besitzt. Selbst wenn das Blutbild optimale Werte aufweist, bedeutet das also nicht, dass es auch ein paar Minuten später noch so sein muss. Wenn wir uns ärgern, uns erschrecken oder uns sportlich betätigen, kann alles schnell ganz anders aussehen.

Körperlich eindeutig bemerkbar macht sich ein Eiweiß- oder Aminosäurendefizit ebenfalls kaum. Es treten lediglich ein paar Symptome auf, an die wir uns fast schon gewöhnt haben und die wir daher gar nicht so ohne weiteres als Krankheitsanzeichen erkennen, darunter Antriebsschwäche, Energiemangel, Hautprobleme, Haarausfall und ständige Infektionen. Alles wird uns zu viel, und selbst wenn wir genügend geschlafen haben, fühlen wir uns völlig erschöpft und müde. Daneben kann auch jedes Über- oder Untergewicht ein Schrei des Körpers nach Eiweiß sein.

Durch Eiweißmangel bedingtes Über- oder Untergewicht lässt sich nur mit Geduld besiegen: Es dauert viele Wochen, bis alle Eiweißspeicher mit Hilfe von Nahrungsergänzungen wieder aufgefüllt sind.

Exkurs 70 Billionen Zellen benötigen Nährstoffe

Um zu verstehen, was sich bei der Nahrungsaufnahme und -verarbeitung in unserem Körper abspielt, müssen wir uns zunächst vorstellen, dass wir Menschen – und nicht nur wir, sondern jedes Lebewesen – aus kleinsten Bausteinen, den Zellen, bestehen. In diesen winzigen Funktionseinheiten spielt sich das ganze Leben auf engstem Raum ab.

Jeder von uns hat ungefähr 70 Billionen Körperzellen. Das sind 15000-mal mehr, als es Menschen auf dieser Welt gibt. Viele Milliarden dieser Zellen arbeiten gemeinsam an einem Projekt, einem Organ, das im Dienste des gesamten Körpers steht. Täglich sterben etwa 600 Milliarden Zellen – und ebenso viele neue entstehen bei einem gesunden Menschen. Alle fünf Tage erneuert sich dabei die Darmschleimhaut, alle paar Wochen die Leber, jeden Monat die Haut. Nach etwa drei Jahren sind wir ein neuer Mensch, denn 90 Prozent aller alten Zellen wurden in dieser Zeit durch frische ersetzt.

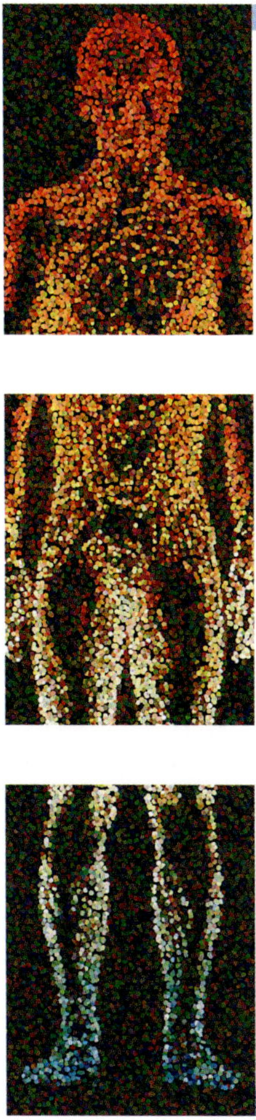

Der Gesundheitszustand des Körpers hängt von dem seiner Organe und Zellen ab. Krank oder gesund ist daher nie eine Zelle allein, krank oder gesund sind letztendlich alle zusammen. Nur die Symptome der Krankheit zeigen sich an bestimmten Organen. Das ist vergleichbar mit den Abteilungen in einem Unternehmen. Wenn in einer Firma die Produktion, nicht aber der Verkauf funktioniert, wird irgendwann der ganze Betrieb Konkurs anmelden müssen und nicht nur die Verkaufsabteilung.

Wollen wir, dass unser gesamter Organismus gesund bleibt, sollten wir jede einzelne unserer 70 Billionen Zellen durch eine erstklassige Nährstoffzufuhr jung und gesund erhalten.

Welches Eiweiß darf's denn sein?

Das Eiweiß im Fleisch ist nicht ideal für unseren Körper, aber wie steht es um das in Milch und Milchprodukten? Darüber streiten sich Ernährungswissenschaftler und selbst ernannte Experten seit Jahrzehnten, was leider zu einer großen Verunsicherung der Verbraucher führt. Die einen halten Milch für das Grundnahrungsmittel schlechthin. Die anderen verteufeln sie geradezu und sagen, sie sei artfremd und solle nicht vom Menschen, sondern von den Jungtieren der Arten getrunken werden, die sie produziert hätten.

Die Wahrheit liegt wie immer in der Mitte. Dass Milch für jeden Menschen unentbehrlich ist und wir unsere Kinder auf keinen Fall ohne Milchprodukte ernähren können, ist sicher Propaganda der Milchwirtschaft. Das beweist die Existenz vieler Völker, die das durchaus schaffen, und gerade in Mitteleuropa gibt es eine beträchtliche Zahl von Menschen, die das Eiweiß in der Milch gar nicht oder nur sehr schwer verarbeiten können und ernsthafte Probleme damit haben.

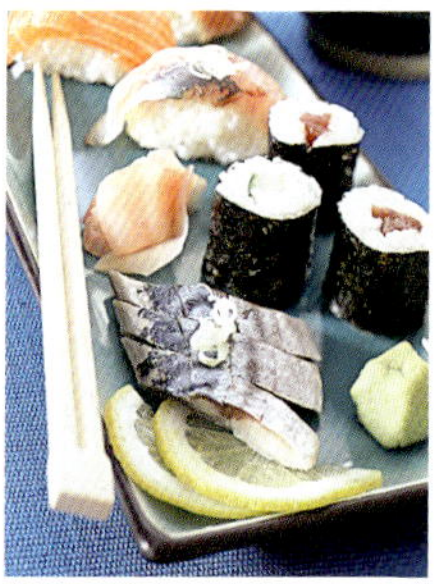

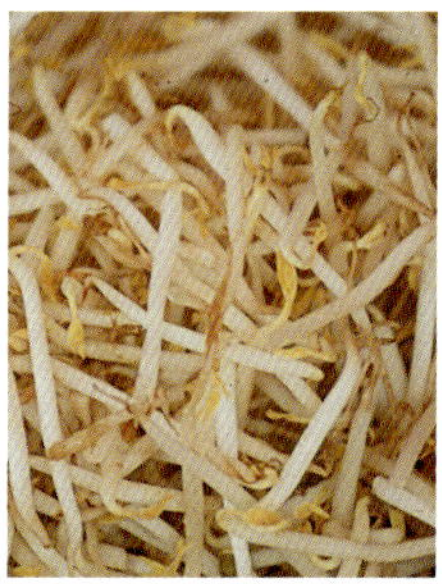

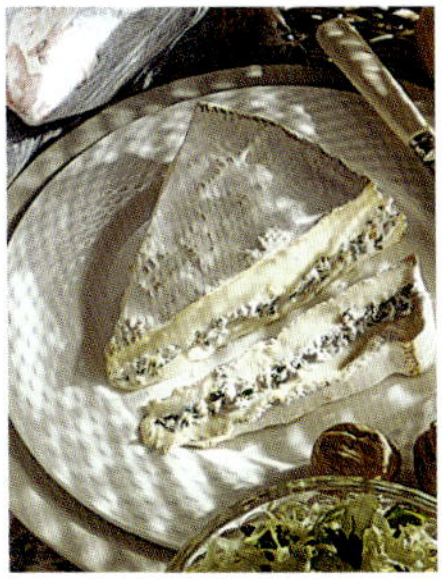

Wenn Ihnen Milchprodukte schmecken und Sie diese vertragen, dann spricht allerdings nichts dagegen, sie auch zu essen oder zu trinken. Denn schließlich ist alles, was wir zu uns nehmen, artfremd – es sei denn, wir würden uns wie Kannibalen ernähren, was zum Glück nicht der Fall ist. Beachten sollten Sie lediglich, dass es meist nicht ausreicht, täglich ein Glas Milch zu trinken oder ein wenig Jogurt und Käse zu essen, um den Eiweißbedarf zu decken, denn in diesen Fällen gilt das Gleiche wie für Fleisch: Unser Körper kann nur einen Teil des Eiweißes verwerten. Der Rest wird ausgeschieden und seine Verdauung ist sehr mühsam und benötigt viel Energie.

Eier – Keimzellen des Lebens

Unter den tierischen Produkten findet sich lediglich ein Eiweißlieferant mit idealer Aminosäure-Zusammensetzung. Von diesem können wir allerdings kaum die Mengen essen, die notwendig wären, um die Eiweißspeicher im Körper ständig gefüllt zu halten. Die Rede ist vom oft geschmähten Hühnerei. Wetten, dass die meisten von Ihnen jetzt sofort an einen erhöhten Cholesterin-Spiegel denken? Sehen Sie, so perfekt funktioniert es, wenn Menschen dauerhaft mit einseitigen Informationen gefüttert werden.

Die Legende vom Cholesterin

Die Legende vom hohen Cholesteringehalt in Eiern begann vor ungefähr 50 Jahren, als ein amerikanischer Frühstücksflocken-Erzeuger eine entsprechende Untersuchung in Auftrag gab. Dabei wurde allerdings ein entscheidender Fehler gemacht. Man untersuchte nicht frisch gekochte Eier, sondern getrocknetes Eigelb in Pulverform, das unserer Gesundheit wirklich nicht sonderlich zuträglich ist, wie man heute weiß.

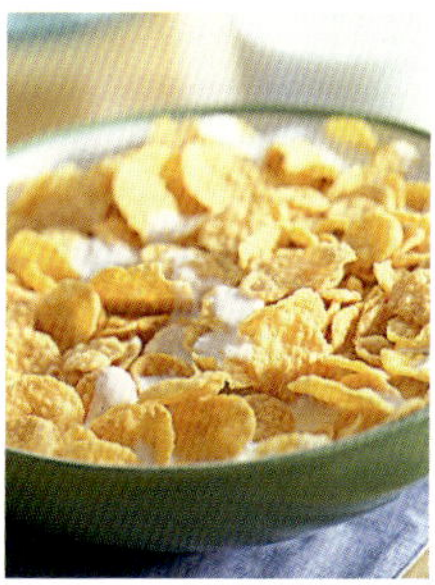

Tatsache ist: Ein Ei enthält mit 200 bis 300 Milligramm Cholesterin nur ein Zehntel dessen, was unser Körper täglich selbst herstellt. Und auch wenn wir mehrere Eier pro Tag essen würden, wäre das noch kein Problem, da unser Organismus den Choleste-

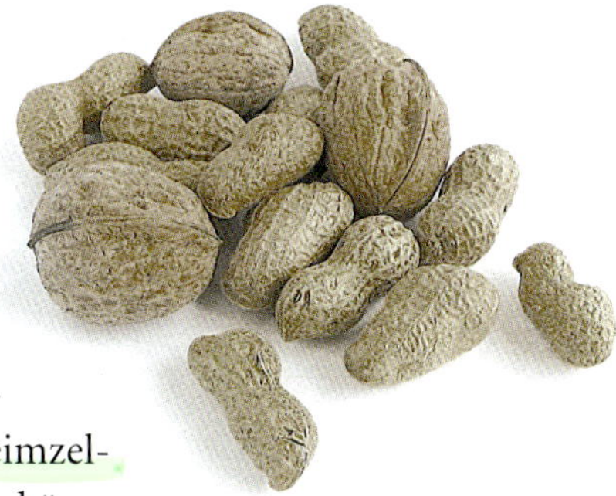

ringehalt regulieren kann. Wird viel Cholesterin von außen zugeführt, bildet er wenig – wird wenig aufgenommen, kurbelt er die körpereigene Produktion an.

Frühstückseier erhalten also völlig zu Unrecht das Prädikat ungesund. Im Gegenteil: Sie sind die Keimzellen für neues Leben, und wann immer Sie in der Natur auf Keimzellen – seien es Eier, Samen oder Nüsse – stoßen, können Sie sicher sein, dass Sie Ihrem Körper damit etwas besonders Gutes tun.

Lecithin – Nahrung für die Nerven

Eier zeichnen sich nicht nur durch ihren hohen Eiweißgehalt aus, sie enthalten darüber hinaus eine Substanzgruppe, welche die Wissenschaft seit Jahren beschäftigt und die heute zu den Gesundheitsstoffen Nummer eins gezählt wird: Lecithin. Unter der Bezeichnung Lecithin wird eine Gruppe von Phospholipiden zusammengefasst, die als Bausteine für alle tierischen sowie pflanzlichen Zellen dienen und als Bestandteil der Schutzschicht um Muskeln und Nervenzellen benötigt werden. Lecithin ist gut für unsere Blutgefäße und steigert die Gedächtnisleistung. In der Medizin wird der Stoff unterstützend zur Behandlung von Alzheimer und Demenz angewendet.

Besonders viel Lecithin benötigen chronisch Kranke, alkoholabhängige Menschen, Schwangere und Ältere.

Und Lecithin kann noch mehr: Es steigert die Aufnahme fettlöslicher Vitamine, schützt die Leber und hilft ihr, Giftstoffe loszuwerden.

Der Name Lecithin stammt vom griechischen »lekithos« ab, was Eigelb heißt. Heute weiß man, dass die Substanz nicht nur im Ei vorkommt. Soja heißt die Konkurrenz aus dem Pflanzenreich, die Lecithin und hochwertiges Eiweiß in großen Mengen enthält.

››› *Wichtig!*

Wie bei allen Nahrungsergänzungen kann es bei der Einnahme von Eiweißkonzentrat aus Soja, Milch oder Eiern zu allergischen Reaktionen kommen. Sollte dieser Fall bei Ihnen eintreten, setzen Sie das Produkt bitte sofort ab. Noch besser: Fragen Sie einen Fachkundigen um Rat, bevor Sie Ihre Nahrung mit Eiweißpulver ergänzen bzw. eine Eiweißdiät beginnen. Arzt, Heilpraktiker oder Ernährungsberater können Sie unter Einbeziehung Ihrer persönlichen Situation bereits im Vorfeld über eventuelle Risiken informieren.

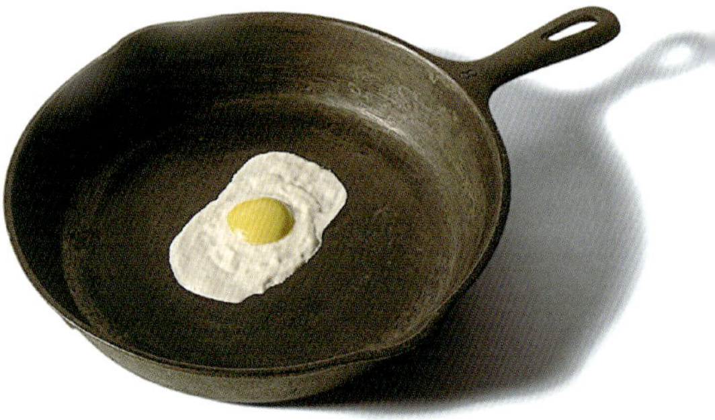

Soja – Gesundheit aus Fernost

Die ursprünglich aus China stammende Sojapflanze ist eine der ältesten Kulturpflanzen. Sie wird in Asien seit mehr als 4000 Jahren angebaut. Ihre Früchte, die Sojabohnen, zählen dort aufgrund ihres außergewöhnlich hohen Nährstoffgehaltes zu den wichtigsten Grundnahrungsmitteln.

Sojabohnen sind arm an gesundheitsschädlichen gesättigten Fettsäuren und reich an Lecithin, das gesundheitlich wertvolle ungesättigte Fettsäuren enthält. Die Bohnen bestehen zu einem guten Drittel aus wertvollem Eiweiß, das sämtliche lebensnotwendigen Aminosäuren in einem für den Menschen nahezu idealen Mischungsverhältnis beinhaltet. Überdies stecken eine Reihe wertvoller Mineralstoffe, Spurenelemente und Vitamine in der Hülsenfrucht (siehe Tabelle auf Seite 48).

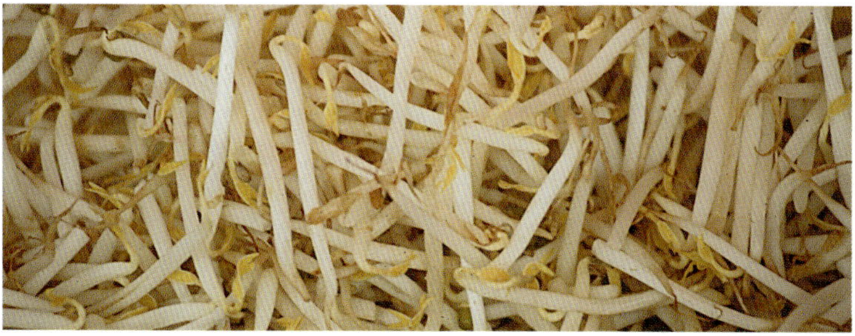

Nähstoffspender Soja

Nährstoffe/ Vitalstoffe	Sojabohnen, geröstet	Tofu, frisch	Sojamehl, entfettet	tägl. Bedarf
	[in g]			
Eiweiß	38,4	7,8	53,0	
Fett	19,2	4,3	1,0	
Zucker	6,1	0,5	7,5	
Fettsäuren (ungesättigt)	11,0	2,6	0,6	10,0
	[in mg]			
Eisen	9,0	1,9	11,0	13,0
Kalium	1470	42	2100	2000
Kalzium	190	130	250	1000
Magnesium	170	110	300	325
Zink	3,6	0,3	5,7	9,0
Vitamin B_1	0,4	0,1	1,3	1,1
Vitamin B_2	0,2	0,0	0,3	1,3
Vitamin B_6	0,3	0,1	0,8	1,4
Vitamin B_9	0,17	0,02	0,32	0,4
Vitamin E	1,5	0,5	1,5	13

Nährstoffgehalt in 100 g Sojaprodukt im Vergleich zum durchschnittlichen täglichen Nährstoffbedarf von Erwachsenen (Quellen: Nährstoffinformationen der Universität Hohenheim, 2001 / Deutsche Gesellschaft für Ernährung, 2000)

Im asiatischen Raum wird die Sojabohne variantenreich verarbeitet. Ob Sojafleisch, Sojamilch, Sojasoße, Sojasprossen, Miso, Tofu, Tempeh oder Gemüse – als Nahrungsmittel ist sie universell einsetzbar. Im Westen erhielt Soja wegen seiner Verwendung als Fleischersatz die Beinamen »Kuh des Ostens« und »Fleisch, das auf Sträuchern wächst«. Seit sich die Vorzüge von Sojaprodukten in Europa nicht nur bei Vegetariern herumgesprochen haben, werden sie auch hier zu Lande immer beliebter.

Ernährungsexperten glauben heute mehr denn je, dass nährstoffreiches Soja uns eines Tages helfen wird, den Hunger der Welt zu lindern. Die Bohnen enthalten mehr als 35 Prozent hochwertiges, leicht verdauliches Eiweiß. In einem Kilogramm verbirgt sich damit so viel Eiweiß wie in vier Litern Milch oder in 18 Hühnereiern.

Stellen Sie sich vor, was passiert, wenn die asiatischen Völker, die sich überwiegend von Soja-Eiweiß und Reis ernähren, plötzlich Hamburger und Co entdecken. Alles Getreide der Welt würde nicht ausreichen, so viele Rinder zu züchten, um damit die Bevölkerung satt zu machen.

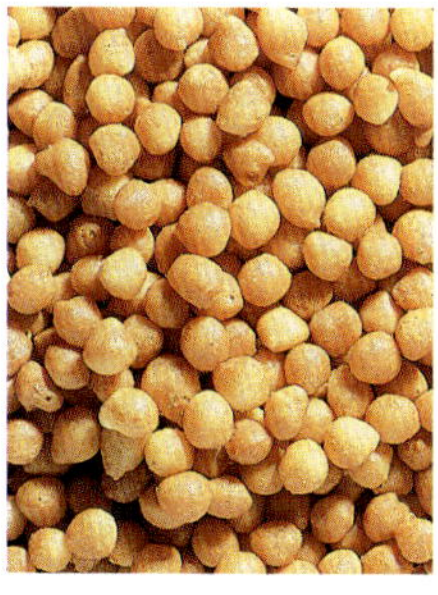

Die Sojabohne selbst ist bei uns kaum bekannt.

Hochwertige Eiweißpulver – Energiespender aus der Dose

Die meisten Nahrungsergänzungen, die hochwertige Aminosäuren enthalten, sind Mischprodukte aus dem pflanzlichen Eiweiß von Sojabohnen und dem tierischen Eiweiß aus Milch oder Eiern. Diese Kombination hat eine größere biologische Wertigkeit als tierisches oder pflanzliches Eiweiß alleine. Vielfach sind Eiweißkonzentraten Vitamine, Mineralstoffe und Spurenelemente zugesetzt, was ihren Wert für unsere Gesundheit noch steigert.

Die biologische Wertigkeit ist ein Maß für die Qualität von Eiweiß. Sie gibt an, wie viel Gramm Körpereiweiß aus 100 Gramm Nahrungseiweiß hergestellt werden kann.

Der Konsument erhält ein Eiweißpulver, von dem er eine bestimmte Menge in Milch, Jogurt, Fruchtsaft oder Wasser auflöst. Je nach Wunsch und Produkt kann er auf diese Weise eine komplette Mahlzeit ersetzen oder es als gesunden Powerdrink für zwischendurch zu sich nehmen. Damit das Ganze auch noch schmeckt, wird es in verschiedenen Geschmacksrichtungen wie Erdbeere, Vanille oder Schokolade angeboten.

Auf die Dosis kommt es an!

Wie viel Eiweiß sollten Sie Ihrem Körper nun täglich zuführen? Diese Frage kann nicht pauschal beantwortet werden. Die benötigte Menge hängt davon ab, wie Sie sich ansonsten ernähren, wie schwer und wie alt Sie sind und ob und wie intensiv Sie Sport treiben. Wer eine Diät macht oder sich regelmäßig körperlich betätigt, braucht zum Beispiel mehr Eiweiß als ein Bewegungsmuffel. Das Spektrum beginnt bei etwa 30 Gramm und endet für Bodybuilder und Spitzensportler bei mehr als 300 Gramm Eiweißpulver pro Tag. Bitte beachten Sie! Ihr Körper muss in der Lage sein, das aufgenommene Eiweiß zu verwerten. Führen Sie ihm zu viel zu, belasten Sie nur unnötig Ihre Nieren – denn wie für alle Nahrungsmittel gilt für Eiweiß: Auf die richtige Dosis kommt es an! Lassen Sie sich von einem Ernährungsfachkundigen beraten, welche Menge und welche Anwendungsdauer für Sie in Frage kommen. Informieren Sie sich darüber auch auf der Packung oder der Packungsbeilage des von Ihnen verwendeten Eiweißproduktes.

››› *Wichtig!*
Wer Eiweißkonzentrate zu sich nimmt, sollte etwa drei Liter Wasser pro Tag trinken, damit die Nieren nicht zu stark belastet werden.

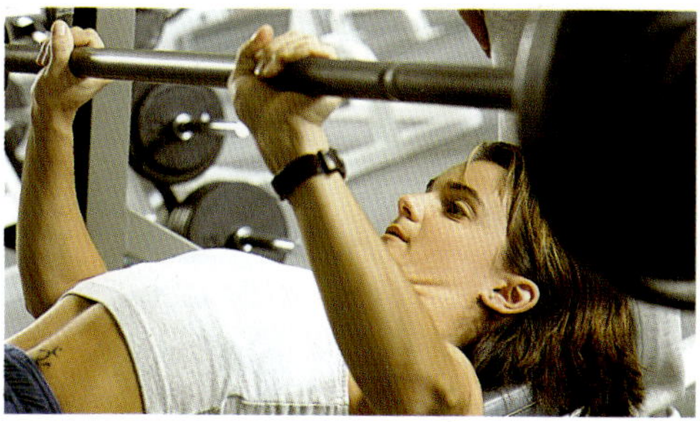

Sind Pulver und Pillen wirklich die gesunde Alternative?

Haben Sie schon einmal etwas von der chemischen Formel H_2O gehört? Zwei Elemente Wasserstoff und ein Element Sauerstoff fügen sich zusammen und bilden ein Molekül, das wir als Wasser bezeichnen. Auch wenn dieses Wasser gefriert und Sie dann einen Eiswürfel lutschen, ändert sich an der Formel H_2O nichts, und auch Wasserdampf besteht immer noch aus zwei Elementen Wasserstoff und einem Element Sauerstoff. Ähnlich verhält es sich zum Beispiel mit Sojaeiweiß. In Pulverform oder in einer anderen Form genossen, ist es immer noch Sojaeiweiß und es bleibt damit gleich wertvoll für unseren Körper. Ich bin keine erklärte Vegetarierin, aber Fleisch gehört für mich nicht täglich auf den Tisch. Frische Eier mag ich nicht besonders, außer sonntags zu einem gemütlichen Frühstück, und natürlich ist mir klar, dass der Schluck Milch im Kaffee meinen täglichen Eiweißbedarf nicht decken kann. Ebenso wenig wie die weiße Semmel, die mit dem vollen Korn nichts mehr zu tun hat, die ich aber einfach liebe. Eiweißpulver aus Soja und Milch bzw. Eiern ist für meine Familie und mich eine hervorragende Alternative, um ohne großen Zeit- und Energieaufwand an die tägliche Ration Aminosäuren zu kommen.

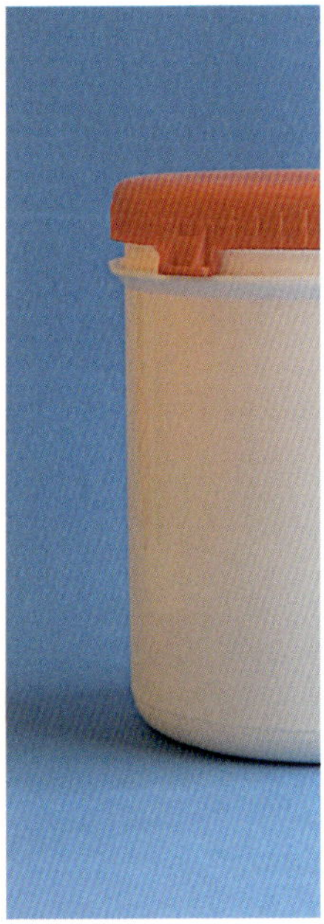

Seitdem ich diese Form der Nahrungsergänzung nutze, hat sich in meinem Leben einiges zum Positiven verändert. Mein Eiweißdefizit und der Mangel an anderen lebenswichtigen Substanzen zeigte sich bei mir jahrelang in schweren Hautproblemen. Ich hatte massive Neurodermitis an beiden Händen, und was das für mich als selbstständige Masseurin bedeutet hat, kann sich jeder vorstellen. Meine Existenz und die meiner Familie waren bedroht. Heute treten bei mir nur noch sporadisch leichte Hautreizungen auf. *Ich behaupte nicht, dass Eiweiß-getränke und Vitamintabletten mich geheilt haben, aber sie haben entscheidend dazu beigetragen.*

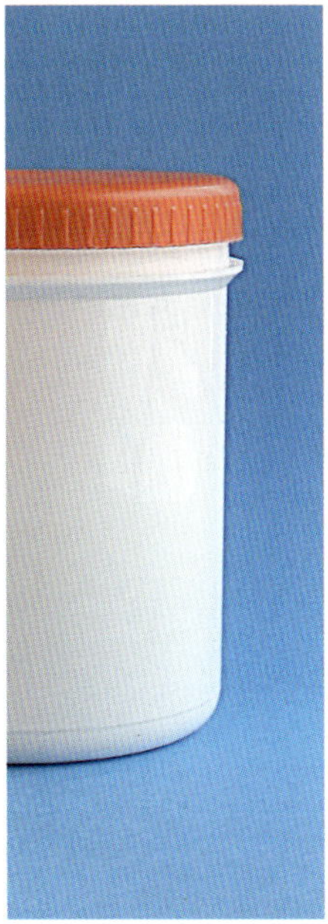

Das merke ich vor allem, wenn ich es mit der Zufuhr von Eiweiß und Co eine Zeit lang mal nicht so genau nehme und dann mit ätherischen Ölen oder Putzmitteln in Berührung komme. Meine Haut reagiert sofort mit kleinen, juckenden Stellen. Nehme ich brav meine Nahrungsergänzungsmittel, kann ich ohne Handschuhe die Küche putzen und die Haut macht trotzdem nicht schlapp. Das war und ist für mich Grund genug, weiter auf die kleinen Helfer in Pillen- und Pulverform zu setzen.

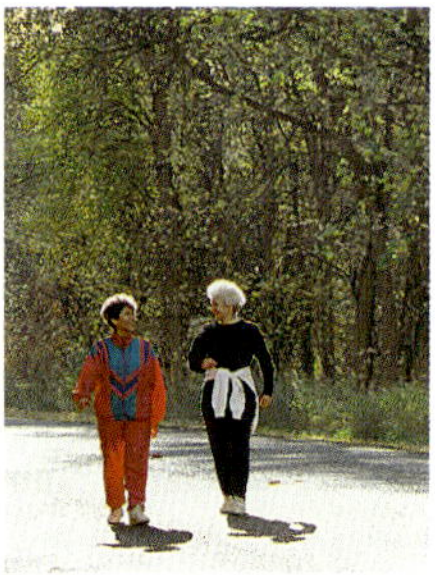

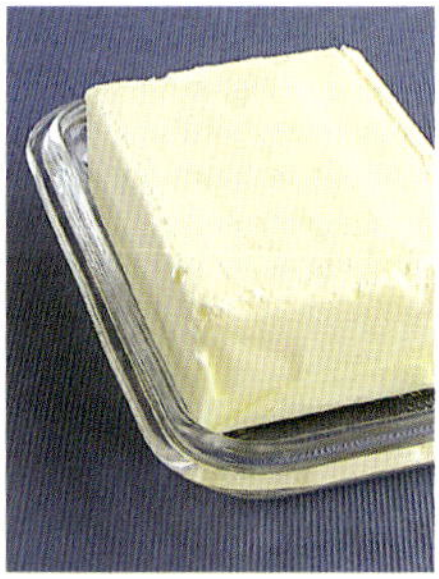

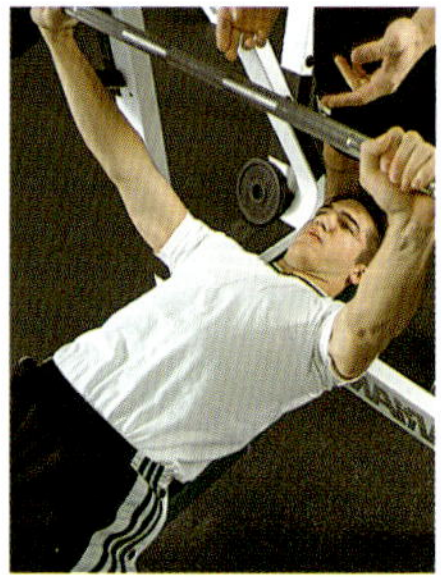

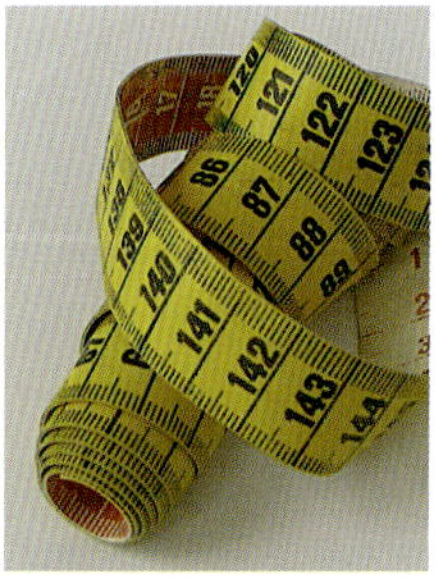
121
122
123
86
87
88
140
141
142
143

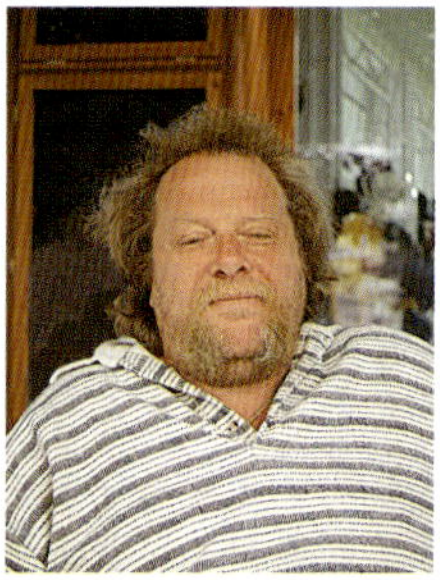

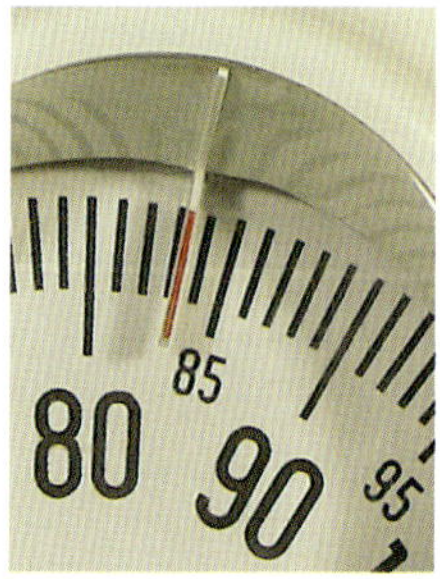
85
80
90
95

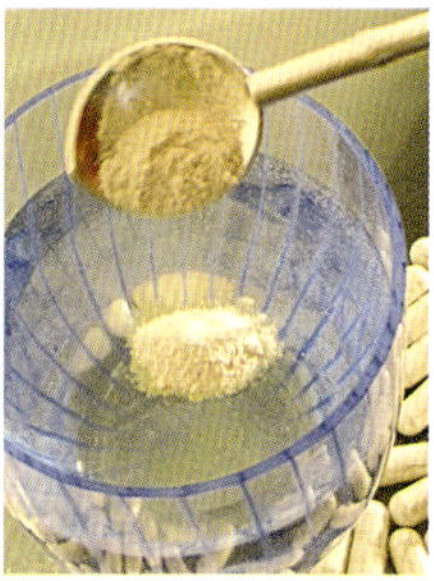

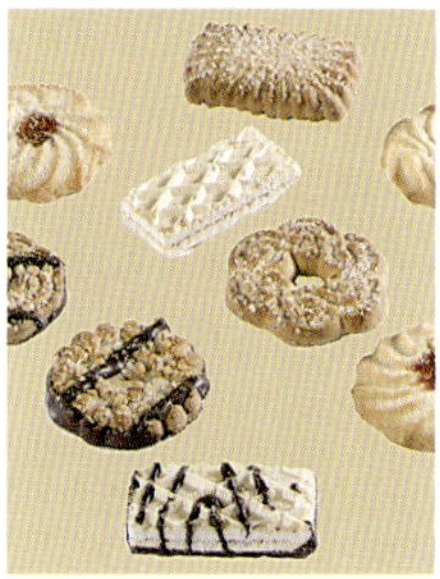

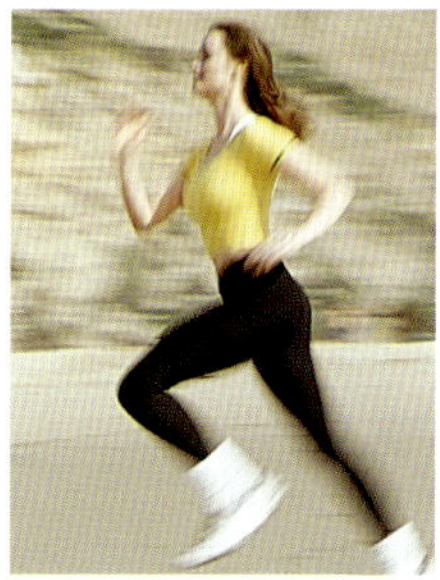

Übergewicht bedeutet Mangel – das können Sie dagegen tun!

Meiner Erfahrung nach sind die meisten Menschen, die zu einer Ernährungsberatung gehen, an einer gesunden Ernährungsweise relativ wenig interessiert: Sie sind übergewichtig und wollen abnehmen. Wenn das auf gesunde Art und Weise geschehen kann, umso besser – das oberste Ziel lautet jedoch: endlich ein paar Kilogramm verlieren, und zwar dauerhaft.

Die »Karrieren« der Übergewichtigen ähneln sich auf frappierende Weise. Alle haben die unterschiedlichsten Diäten ausprobiert und sind sozusagen Diät-Profis. Manche haben begrenzte Erfolge aufzuweisen, einige Kilogramm abgespeckt und das Gewicht ein paar Wochen lang gehalten. Danach brachten sie jedoch irgendwann einige Pfunde mehr als vor der letzten Diät auf die Waage. Wie dieses Phänomen heißt, wissen alle: Jo-Jo-Effekt. Wer diese Prozedur häufig genug wiederholt, dem genügt nach Jahren der oft zitierte Schluck Wasser, um zuzunehmen.

Wieso ist es nur so schwer, das Idealgewicht zu erreichen? Warum lassen wir uns von Heißhungerattacken plagen, warum kasteien wir uns wochenlang, damit die Waage letztendlich doch wieder ein Rekordniveau verkündet?

Warum unser Gewicht nach einer Diät so schnell in die Höhe schießt, ist leicht erklärt. Alles, was in der Natur geschieht, hat den Sinn, die jeweilige Art zu erhalten, ihr Überleben auch in schwierigen Zeiten zu sichern. Solche schwierigen Zeiten gab es für den Menschen im Laufe seiner Geschichte genug: Hungersnöte, Kriege, Überschwemmungen und Dürrekatastrophen. Hätte unser Körper nicht den genialen Mechanismus entwickelt, Energien in Form von Fett als Notreserve für diese »mageren Jahre« zu speichern, hätte die Menschheit wohl kaum überlebt.

Woher soll Ihr Körper plötzlich wissen, dass Sie dank des heutigen Reichtums auf diesen Mechanismus liebend gerne verzichten würden, dass Schlankheit das Motto der Stunde ist und die Diät, die Sie gerade begonnen haben, Ihre eigene Entscheidung ist und keine neue Hungersnot ankündigt? Unsere körperlich hart arbeitenden Vorfahren in der Steinzeit wären schließlich nie auf die Idee gekommen, freiwillig nur 1000 Kalorien pro Tag zu sich zu nehmen.

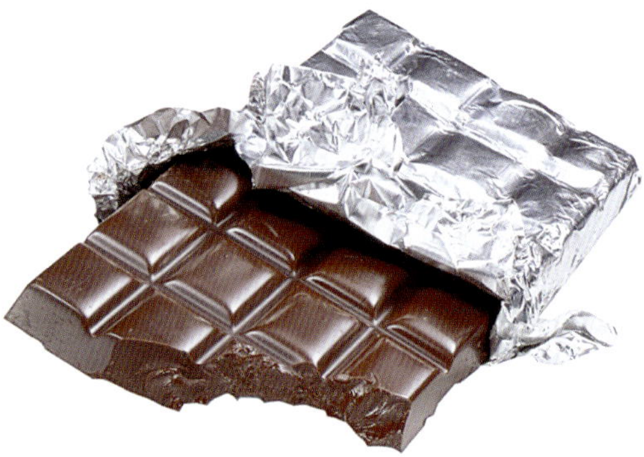

Kalorientabellen gehören ins Altpapier

Wissen Sie, was das Schwierigste an einer Diätberatung ist? Dem Übergewichtigen klarzumachen, dass alle Kalorientabellen im Altpapier besser aufgehoben sind als auf dem Küchentisch, und ihn davon zu überzeugen, dass er völlig damit aufhören soll, Kalorien zu zählen. Drücken wir es drastischer aus: *Kalorien sind ein Hirngespinst von Wissenschaftlern. Sie haben mit dem realen Leben nichts zu tun.*

Stellen Sie sich vor, Sie würden täglich 50 Kalorien weniger essen, als Sie tatsächlich verbrauchen – vorausgesetzt, es gäbe überhaupt irgendeinen Menschen auf der Welt, der dies genau berechnen könnte. Mit einem Taschenrechner könnten Sie jetzt ermitteln, wie lange es dauern würde, bis Sie sich in Luft auflösten. Laut wissenschaftlichen Tabellen geschähe dies wohl früher, als Sie ahnten – laut Tabellen, in Wirklichkeit jedoch nicht. Wir sind eben kein Auto, in das man eine bestimmte Menge Benzin füllt, aus der vorausberechnet werden kann, wie lange es fährt.

Noch ein Beispiel: Wir haben gelernt, dass wir mit 1000-Kalorien-Diäten abnehmen. Diverse Frauenzeitschriften leben seit Jahrzehnten von dieser Erkenntnis. Schätzen Sie, wie schön schlank Sie werden, wenn Sie täglich 900 Kalorien in Form von Schokolade essen? Aber selbst wenn Sie Ihre Ernährung bei maximal 1000 Kalorien pro Tag ausgewogen – was immer man darunter verstehen

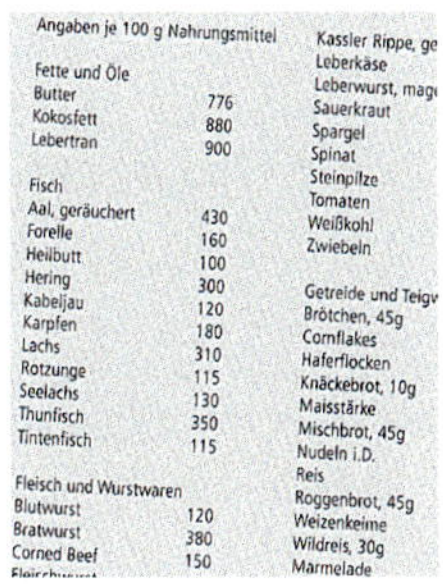

Angaben je 100 g Nahrungsmittel		
Fette und Öle		Kassler Rippe, ge
Butter	776	Leberkäse
Kokosfett	880	Leberwurst, mag
Lebertran	900	Sauerkraut
		Spargel
Fisch		Spinat
Aal, geräuchert	430	Steinpilze
Forelle	160	Tomaten
Heilbutt	100	Weißkohl
Hering	300	Zwiebeln
Kabeljau	120	
Karpfen	180	Getreide und Teigw
Lachs	310	Brötchen, 45g
Rotzunge	115	Cornflakes
Seelachs	130	Haferflocken
Thunfisch	350	Knäckebrot, 10g
Tintenfisch	115	Maisstärke
		Mischbrot, 45g
Fleisch und Wurstwaren		Nudeln i.D.
Blutwurst	120	Reis
Bratwurst	380	Roggenbrot, 45g
Corned Beef	150	Weizenkeime
		Wildreis, 30g
		Marmelade

mag – gestalten, bedeutet dies für Ihren Körper: Es liegt ein schwerer Notfall vor und kein Trainingsfall fürs Wunschgewicht, der alle paar Wochen gestartet wird, damit der Bikini wieder passt. Eine Studie an der Rockefeller-Universität in New York hat eindeutig bewiesen: Nach zwei Wochen mit nur 1000 Kalorien ist Ihr Körper ein morsches Wrack aus 70 Billionen gealterter Körperzellen.

Wenn Sie ehrlich gegenüber sich selbst sind, spüren Sie das auch. Oder fühlen Sie sich bei einer solchen Diät wirklich voller Energie und Lebenslust? Was glauben Sie, warum die Zeitschriftenredakteure Ihnen raten, Ihre Diät an einem Wochenende zu beginnen? Höchstwahrscheinlich, damit Sie sich bis zum ersten Arbeitstag am Montag an die ständige Müdigkeit, gepaart mit Heißhungerattacken und Kopfschmerzen, gewöhnt haben und in Ihrem Beruf wenigstens ein Minimum an Leistung erbringen können.

Dauerhaft schlank mit Eiweiß und Vitamin C

Bei einer Crash-Diät mit 1000 Kalorien tut Ihr Körper etwas, was er sonst nie tun würde: Statt Fett und Zucker verbrennt er zur Energiegewinnung Eiweiß. Die Folgen sind unter anderem mehr Falten und eine erhöhte Infektanfälligkeit. Demgegenüber ist der Nutzen gering. Sie verlieren ein paar Kilogramm Körpergewicht, die Sie sich bald wieder angegessen haben.

Gibt es denn eine Alternative dazu? Ja, es gibt sie. Um Pfunde dauerhaft zu verlieren, müssen wir unseren Körper dazu bringen, nicht Eiweiß, sondern überschüssiges Fett zu verbrennen. Dabei greifen wir auf einen natürlichen Mechanismus zurück, der genauso wie das Speichern von Fett für Notzeiten in unseren Genen angelegt ist und der folgendermaßen abläuft:

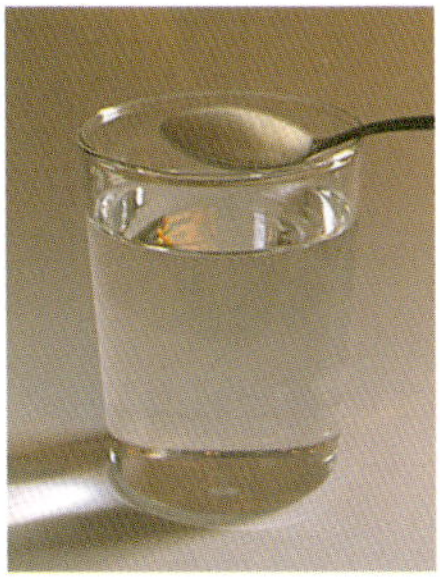

1. Fettzellen öffnen sich und geben ihren Inhalt ins Blut ab.

Aus bestimmten *Aminosäuren, Vitamin C und Vitamin* B_6 stellt unser Körper zwei Hormone her: Das *Wachstumshormon*, das am Abend ungefähr 70 Minuten nach dem Einschlafen von der Hirnanhangdrüse ausgeschüttet wird, und das so genannte *ACTH*, das am frühen Morgen vermehrt ins Blut abgegeben wird. Beide Hormone »knacken« die Fettzellen und veranlassen diese, ihren Inhalt freizugeben.

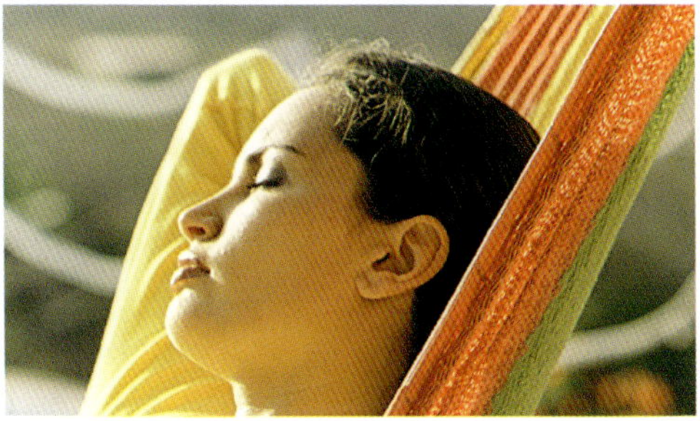

2. Das frei gewordene Fett wird mit dem Blut in Körperzellen transportiert, die Energie benötigen.

Fettmoleküle haben keine Füße und können nicht schwimmen. Das Taxi für die kleinen Fett-Tröpfchen heißt *Carnitin*. Diese Substanz kann unser Körper selbst herstellen – vorausgesetzt, dass ihm die richtigen Ausgangsstoffe dafür zur Verfügung stehen. Sie ahnen es! Diese sind in erster Linie *Aminosäuren*.

3. In den Zellen wird Fett verbrannt. Dabei wird Energie freigesetzt.

Ist das Fett in den Körperzellen angekommen, wird nur noch das passende Zündholz gebraucht, um das Feuer zu entfachen. Dieses Zündholz ist das *Schilddrüsenhormon Thyroxin*, das Verbrennungsvorgänge in den Zellen anheizt. Für die Bildung des Hormons benötigt unser Körper die *Aminosäure Tyrosin, das Spurenelement Jod und Vitamin C*. Thyroxin kann auf seinem Weg zu den Zellen leicht zerstört werden. Glücklicherweise gibt es einen natürlichen Bodyguard, der diesen wertvollen Stoff sicher zu den Brennöfen der Zellen bringt, und das ist wieder einmal das für unsere Gesundheit in vieler Hinsicht so wichtige *Vitamin C*.

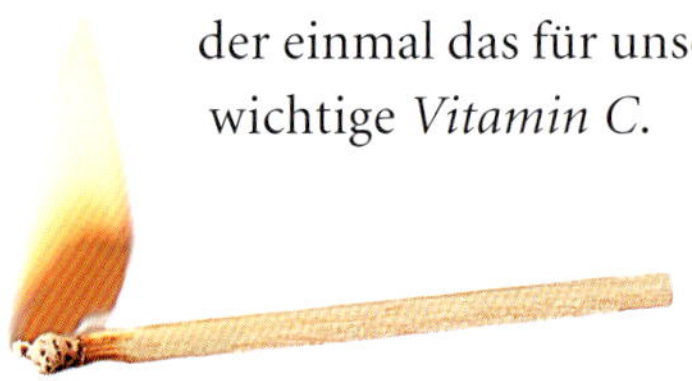

Exkurs Schutzstoff und Baustein gegen Fettpölsterchen – das Super-Vitamin C

Vitamin C ist ein für Menschen besonders wertvoller Vitalstoff. Da wir ihn nicht selbst herstellen können, müssen wir ihn mit Nahrung pflanzlicher Herkunft aufnehmen. Obst und Gemüse enthalten reichlich davon, aber nicht genug, um unseren Körper optimal zu versorgen. Wir sollten das Vitamin deswegen zusätzlich in Form einer Nahrungsergänzung zuführen. Dies ist vor allem bei einer Diät empfehlenswert.

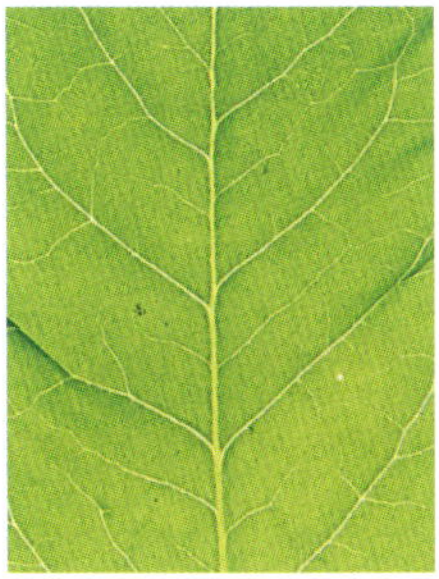

Bei der Photosynthese wird aus Kohlendioxid, Wasser und Sonnenlicht energiereicher Zucker gebildet. Dabei entsteht Sauerstoff als »Abfallprodukt«. Dieser wird von den Pflanzen an die Luft abgegeben und sichert unser Überleben.

Pflanzen haben Vitamin C entwickelt, um sich vor gefährlichen Oxidationsvorgängen durch den bei der Photosynthese frei werdenden Sauerstoff zu schützen. Jeden Augenblick der Photosynthese müssen wir uns vorstellen wie einen Supergau in einem Atomreaktor. Im Körper des Menschen spielen sich bei verschiedenen Energieumwandlungsprozessen ähnliche »Explosionen« ab. *Auch für uns Menschen ist Vitamin C daher ein wichtiger Schutz* (mehr zu diesem gesunden Vitalstoff siehe Seite 79ff.).

Die WHO (Weltgesundheitsorganisation) gibt den Tagesbedarf an Vitamin C mit 75 bis 100 Milligramm an. Diese Menge mag vielleicht ausreichen, wenn Sie völlig entspannt auf einer grünen Almwiese liegen, keinem Stress, keinem Streit mit dem Partner und keinen beruflichen Problemen ausgesetzt sind, sich keine Gedanken über unbezahlte Rechnungen machen müssen und wenn Sie mit Infektionskrankheiten oder Klimaanlagen nicht in Berührung kommen. Fallen Sie jedoch aus diesem Heile-Welt-Raster heraus und können überdies vielleicht noch ein Laster Ihr Eigen nennen, benötigen Sie wesentlich mehr Vitamin C. Raucher beispielsweise brauchen 2000 Milligramm und mehr pro Tag.

Übergewichtige Menschen haben fast immer einen viel zu niedrigen Vitamin-C-Spiegel. Sie nehmen bei der von der WHO empfohlenen täglichen Vitamin-C-Zufuhr sicherlich kein Gramm ab, weil die Fettverbrennung durch den Vitalstoff nicht genügend angeheizt werden kann. Dies wird vor allem bei einer Grippe deutlich: Ist zu wenig Vitamin C an Bord, steckt unser Körper die vorhandene Menge in die Immunabwehr – die Fettverbrennung bleibt auf der Strecke. Bei Vitamin-C-Mangel kommen erfolgreich begonnene Gewichtsabnahmen während einer Grippe daher plötzlich zum Stillstand. Unser Körper entscheidet nach der Devise: lieber ein paar Kilogramm mehr als ein kranker Organismus. Und noch etwas wird durch ein Vitamin-C-Defizit begünstigt: Cellulite! Für die Evolution rangiert Gesundheit eben eindeutig vor Schönheit!

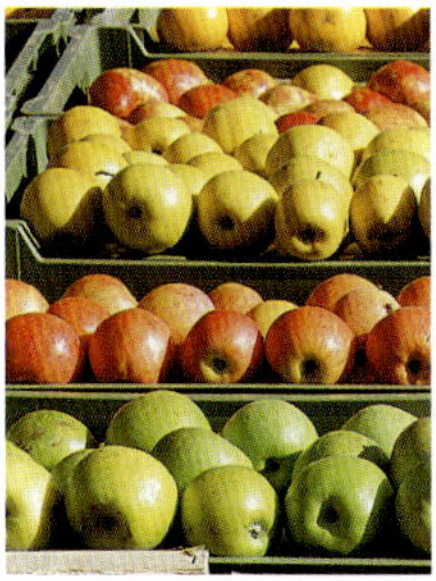

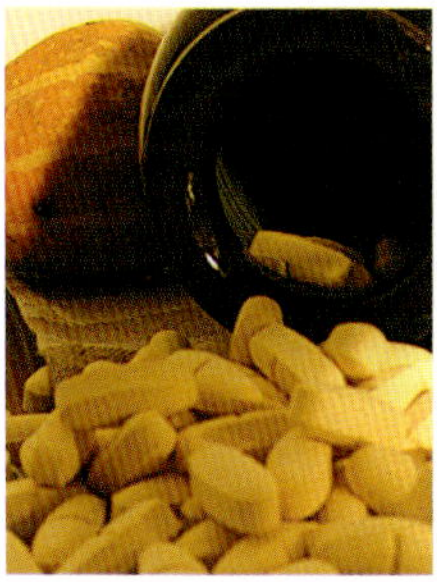

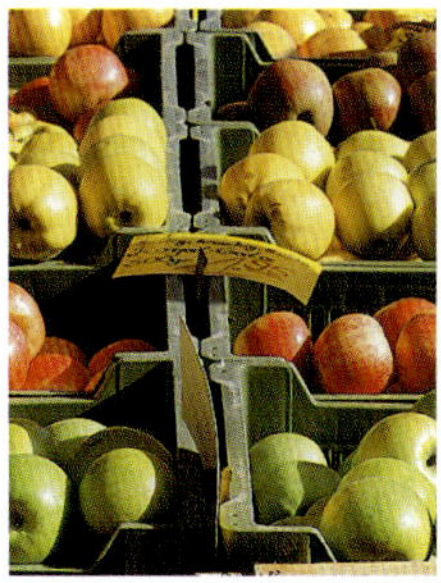

››› *Tipp*

Führen Sie Ihrem Körper während einer Diät 1000 bis 1500 Milligramm Vitamin C pro Tag zu.

Formula-Diäten – Fettverbrennung leicht gemacht

Fassen wir zusammen: Um schlank zu werden und es auch zu bleiben müssen wir pausenlos Fett verbrennen. Dieser Vorgang funktioniert nur dann gut, wenn wir unseren Organismus mit speziellen Stoffen versorgen, und hier steht hochwertiges Eiweiß an erster Stelle. Bei qualitativ minderwertiger Nahrung, in der dieser Baustoff fehlt, schaltet unser Körper automatisch auf das Programm »Dürrezeit« um. Das hat zur Folge, dass er als Sofortmaßnahme zunächst die Verbrennungsleistung herunterfährt, um Energie zu sparen. Die logische Konsequenz: Wir nehmen zu. Qualität, nicht Quantität steuert also unser Wunschgewicht.

Wie können Sie sich vor diesem Hintergrund Nahrungsergänzungsprodukte zunutze machen, um Ihr Idealgewicht zu erreichen und

Sie müssen Ihr ganzes Leben lang etwas essen und trinken. Was das ist und wie gesund es ist, bestimmen Sie selbst.

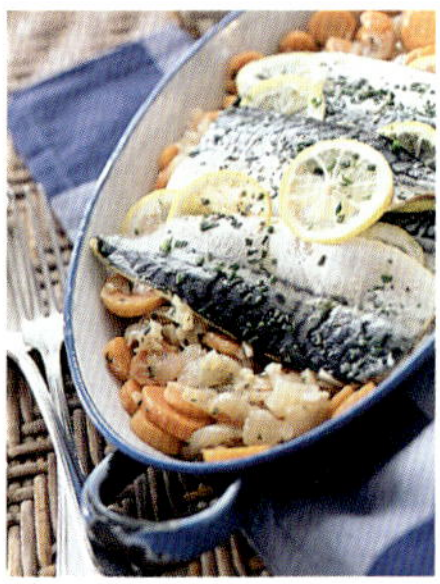

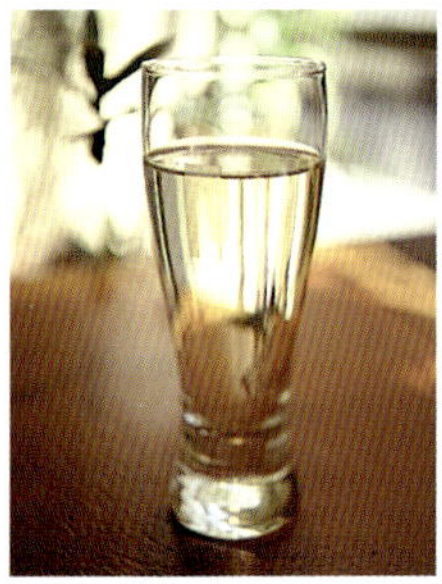

auf Dauer auch dann noch zu halten, wenn Sie sich nicht pausenlos rundum gesund ernähren? Meine Empfehlung lautet: Kaufen Sie sich ein hochwertiges Eiweiß-Instant-Pulver, das alle wichtigen Vitamine, Mineralstoffe und Spurenelemente enthält und Ihnen zudem gut schmeckt. Damit ersetzen Sie je nach persönlicher Zielsetzung ein bis zwei Mahlzeiten pro Tag. Am besten besprechen Sie die genaue Vorgehensweise mit einer kompetenten Person Ihres Vertrauens. Das kann ein Ernährungsberater, ein Arzt oder ein Heilpraktiker sein.

Neudeutsch werden diese Eiweißdiäten auch Formula-Diäten genannt. Das ist ein Sammelbegriff für Pulver, die mit einer Flüssigkeit angerührt werden und als vollständiger Ersatz einer oder mehrerer Mahlzeiten dienen können. Sicherheitshalber sollten diese Produkte unter ärztlicher Aufsicht verwendet werden, wenn damit alle Mahlzeiten mehr als drei Wochen lang ersetzt werden.

Formula-Diäten – zu Unrecht im Kreuzfeuer der Kritik

Formula-Diäten geraten immer wieder ins Kreuzfeuer der Kritik. Meist handelt es sich hier um Vorurteile.

››› Zum Beispiel wird vielfach behauptet, diese Produkte seien viel zu teuer. Verglichen womit? Mit einem Wurstbrötchen, im Stehen aus dem Papier gegessen? Oder mit einem Fünf-Gänge-Menü, in einem Restaurant der gehobenen Klasse verspeist? Das Produkt, das ich verwende, kostet inklusive der Milch oder dem Becher Jogurt, in den ich es einrühre, und inklusive einem Stück Obst, das ich dazu esse, weniger als zwei kleine Gläser Bier oder ein paar Zigaretten. Dafür erhalten Sie eine Mahlzeit, die alle 70 Billionen Körperzellen mit den notwendigen Nährstoffen versorgt, in zwei Minuten zubereitet ist und hervorragend schmeckt.

››› Eine oft geäußerte Kritik an Formula-Diäten lautet: Sie tragen nicht dazu bei, das Essverhalten auf Dauer zu ändern. Dem würde ich zustimmen, wenn die Hersteller dieser Formula-Produkte behaupten würden, dass die Folgen jahrelanger schlampiger Ernährung einfach dadurch ausradiert werden könnten, dass man ein paar Wochen lang ein Eiweißpulver in die Milch rührt. Dies sagen sie allerdings nicht, weil sie genau wissen: Gesunde Ernährung ist ein lebenslanges Programm – egal ob der Mensch Nährstoffe aus Karotten oder aus Pulver bezieht. Was die Effizienz und die Einfachheit der Anwendung betrifft, spricht allerdings vieles für das Pulver. Zudem möchte ich an dieser Stelle ausdrücklich betonen, dass Ihnen keiner verbieten kann und will, weiterhin Obst, Gemüse und Vollkornprodukte zu essen. In diesem Sinne sind Formula-Produkte Nahrungsergänzungen – sie sollen helfen, Ihrem Körper gezielt und auf unkomplizierte Weise diejenigen Stoffe zuzuführen, die er dringend benötigt und die in unseren heutigen Lebensmitteln oft nicht in ausreichender Menge vorhanden sind.

››› Es gibt einen Einwand gegen Formula-Diäten, der mich immer besonders amüsiert: »Das muss ich ja dann mein ganzes Leben lang essen, denn wenn ich damit aufhöre, nehme ich wieder zu

Die Vorteile einer Eiweiß-Diät auf einen Blick

››› **Optimale Versorgung**
Sie nehmen täglich alle notwendigen Aminosäuren in einem für Ihren Organismus nahezu idealen Mischungsverhältnis zu sich.

››› **Verwertung ohne Verlust**
Ihr Körper kann Eiweißpulver zu 100 Prozent verwerten. Es kommt also zu keinerlei Nährstoffverlusten bei der Verdauung.

››› **Keine Heißhungerattacken**
Weil Sie Ihren Körper täglich mit allem versorgen, was er braucht, haben Sie bereits nach kurzer Zeit keine Heißhungerattacken mehr. Vor allem die Gier nach Süßem nimmt deutlich ab.

››› **Einfache Handhabung**
Die Zubereitung ist ein Kinderspiel, wenig zeitaufwändig und kann überall erfolgen.

››› **Sehr guter Geschmack**
Eiweißpulver ist lecker. Es ist in verschiedenen Geschmacksrichtungen erhältlich. Schade, dass es kein Papier zum Schmecken gibt, sonst würde ich Ihnen eine kleine Kostprobe anbieten.

oder meine Beschwerden kommen zurück«, sagen viele Menschen. Richtig! Sie müssen sich Ihr ganzes Leben lang gesund ernähren, sonst werden Sie dick und/oder leiden an vielen Krankheiten. Komischerweise hat sich noch niemand darüber beklagt, dass er seit Jahrzehnten jeden Morgen eine Buttersemmel mit Marmelade isst und Kaffee dazu trinkt.

Kommt Zeit, geht das Gewicht

Ich ergänze meine Mahlzeiten jetzt seit zwei Jahren mit Eiweißpulver, und zwar täglich. Dabei fühle ich mich topfit und habe ganz nebenbei zwölf Kilogramm abgenommen – nicht turbomäßig innerhalb von drei Wochen, sondern über einen Zeitraum von drei Monaten. Seitdem halte ich mein Wunschgewicht. Jeder Arzt oder Sportwissenschaftler wird Ihnen bestätigen: Wenn Sie Ihr Gewicht sechs Monate lang halten, akzeptiert Ihr Körper es als neue Ausgangsbasis. Sie haben damit den Jo-Jo-Effekt durchbrochen.

Meine Haut- und Haarprobleme sind ebenfalls nicht über Nacht verschwunden. Wer sich über längere Zeit falsch ernährt hat, braucht eben viele Wochen, bis das Gleichgewicht wiederhergestellt ist.

Stellen Sie sich das folgendermaßen vor: Ihre Zellen vertrauen anfangs nicht darauf, dass sie in Zukunft alle die lange entbehrten Nährstoffe wirklich jeden Tag erhalten. Es könnte ja wieder nur ein kleines Zwischenspiel von einer Dürrezeit zur nächsten sein. In den ersten Tagen oder Wochen einer Diät werden daher alle Aminosäuren und Vitamine für dringend erforderliche Reparaturen im Inneren des Körpers verwendet. Erst später kümmert sich Ihr Körper um das Abnehmen, die Fettverbrennung also, und andere »Äußerlichkeiten«. Wie immer in der Natur gilt: Überleben geht vor Schönheit!

Kein Platz in den Medien

Können Sie sich vorstellen, warum die gesunde Ernährung mit Eiweißpulver in den Medien so wenig Beachtung findet? Und das, obwohl es überall auf der Welt medizinische Kongresse und Symposien zu diesem Thema gibt und viele anerkannte Wissenschaftler offen aussprechen, dass wir in einigen Jahren nicht mehr ohne Nahrungsergänzungsmittel auskommen werden. Der Grund ist einfach: Es erhöht die Auflage einer Zeitung zum Beispiel enorm, wenn kluge Menschen einmal im Monat neue Rezepte erfinden und diese bunt bebildert und auf Hochglanzpapier gedruckt ansprechend präsentieren. Diäten mit Pulver in Dosen sind hier eindeutig im Nachteil. Sie lassen sich den Lesern nicht Monat für Monat jeweils etwas anders verpackt als Neuigkeit verkaufen. Dafür brauchen wir neben unserem täglichen Stress aber auch keine Einkaufsliste abzuarbeiten, auf der jede Menge Zutaten stehen, die wir vielleicht gar nicht kennen oder nach denen wir erst lange suchen müssen.

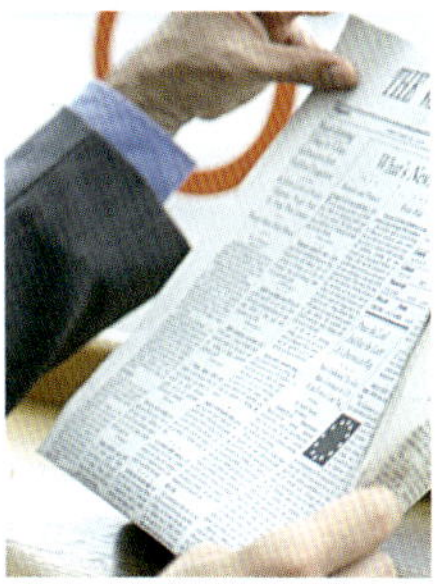

Das Extra zum Abnehmen – Garcinia cambogia plus Chrom

Der Baum Garcinia cambogia wächst in Südasien. Seine Früchte sind gelb, etwa so groß wie Orangen und ähneln einem Kürbis.

Neben Eiweiß und Vitamin C gibt es noch ein starkes Mittel, das Ihnen hilft Fett abzubauen und das den Heißhunger vor allem auf Süßigkeiten bremst. Es handelt sich hierbei um eine Substanz, die aus der Frucht eines Baumes gewonnen wird, der den lateinischen Namen Garcinia cambogia trägt. Viele Models schwören seit Jahren darauf!

Wirksamer Bestandteil ist die Hydroxy-Zitronensäure, die aus der Schale der Garcinia-Frucht gewonnen wird. Bereits vor mehr als 30 Jahren haben Wissenschaftler herausgefunden, dass wir mit Hilfe dieser Säure in relativ kurzer Zeit bis zu 25 Prozent unseres Körperfettes verlieren können. Im Handel werden mittlerweile zahlreiche Garcinia-Produkte als Nahrungsergänzung zur Unterstützung der Gewichtsreduktion angeboten.

Besonders wirkungsvoll ist die Hydroxy-Zitronensäure in Verbindung mit Chrom. Dieses Spurenelement bewirkt eine Abnahme des Körperfettes zugunsten von Muskelmasse und wird deswegen vor allem von Bodybuildern geschätzt. Zudem unterstützt Chrom Insulin bei seiner Arbeit. Dieses körpereigene Hormon ist ungefähr zehnmal effizienter, wenn genügend Chrom vorhanden ist. Da Insulin unseren Blutzuckerspiegel stabil hält, beugt eine ausreichende Chromversorgung Heißhungerattacken vor.

Exkurs Ein kurzer Dialog

Am Ende dieses Kapitels möchte ich Ihnen einen typischen Dialog mit einer Kundin wiedergeben, die abnehmen will und meine Ernährungshinweise seit ein paar Tagen befolgt.

Kundin: »Frau Vonwald, meine Waage zeigt noch immer das Gleiche an. Kein Gramm habe ich abgenommen. Dabei halte ich mich nun schon eine Woche lang an Ihre Ernährungsempfehlungen.«

G. V.: »Aber Sie wollen doch nicht nur Gewicht verlieren, sondern vor allem Ihren Fettanteil zugunsten von Muskelmasse verringern. Nur wenn Muskeln in ausreichendem Maße aufgebaut werden, kann Fett ausreichend verbrannt werden. Und weil Ihr Körper gerade Muskeln produziert, nehmen Sie nicht ab. Da ein Kubikzentimeter Fett leichter ist als ein Kubikzentimeter Muskelgewebe, werden Sie dabei trotzdem schlanker. Und Ihre Figur hat sich doch schon positiv verändert oder?«

Kundin: »Sie haben ja Recht. Meine Kleidung sitzt in der Tat viel lockerer als noch vor einer Woche, aber ich bin eben ein ungeduldiger Mensch und würde gerne messbare Ergebnisse auf der Waage sehen.«

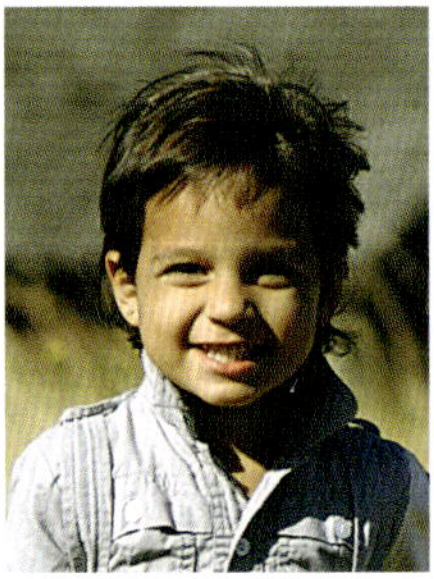
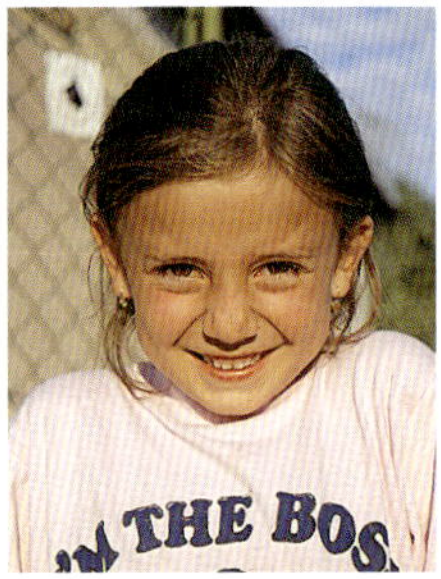
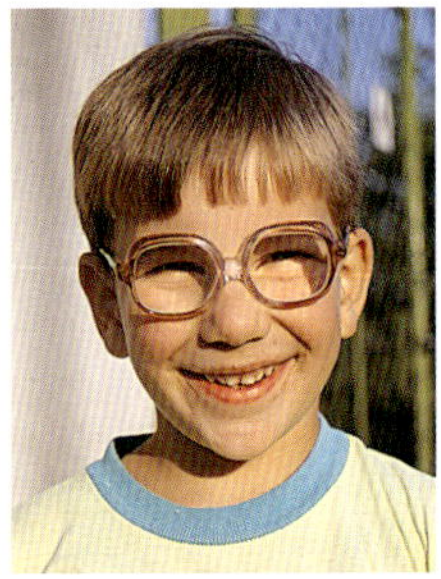
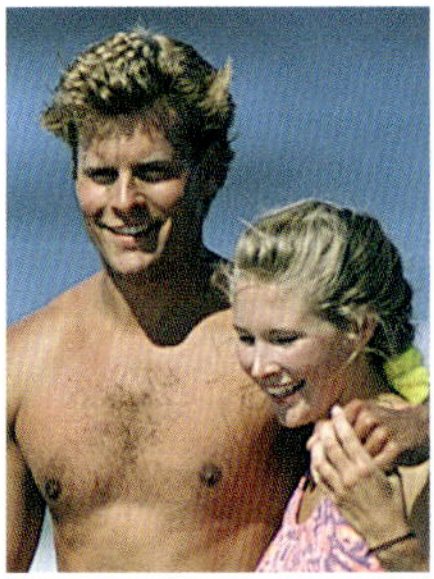
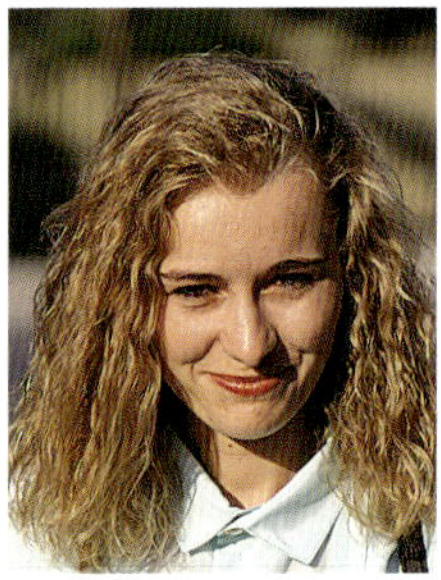
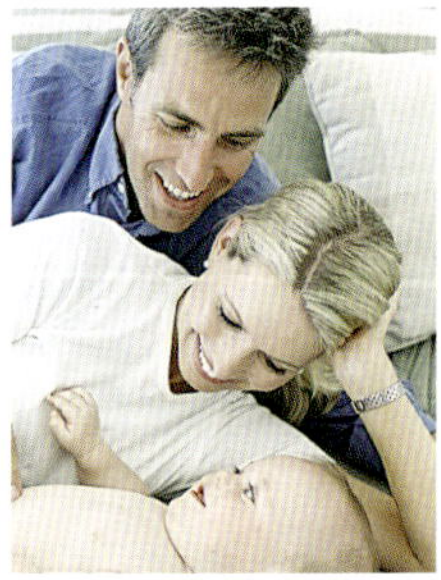
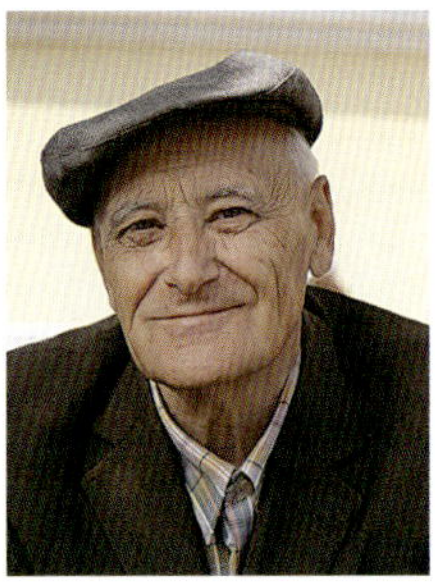
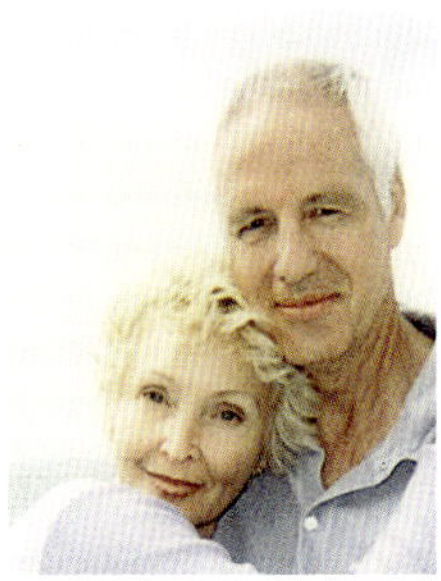
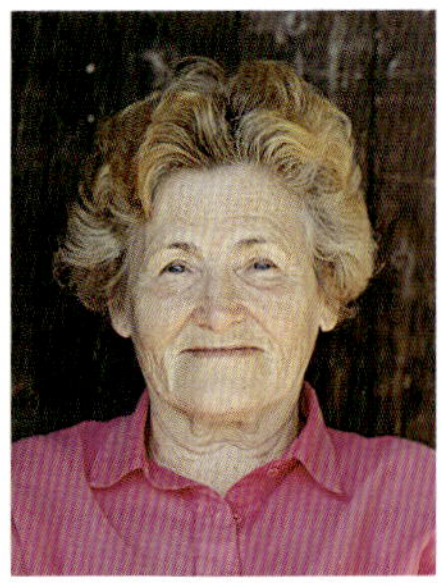

Gesund alt werden – wie funktioniert das?

Die meisten Wissenschaftler sind heute davon überzeugt, dass ein Mensch von seinen genetischen Anlagen her ohne weiteres 120 Jahre alt werden kann. Wenn Sie jetzt 60 Jahre alt sind, könnten Sie also noch gut und gerne ein halbes Jahrhundert lang leben. Aber wollen Sie das wirklich? Die Aussicht, in den letzten Lebensjahrzehnten krank, gebrechlich und angewiesen auf fremde Pflege in einem Altersheim dahinzuvegetieren, ist nicht gerade rosig. Wenn wir schon so alt werden, dann doch bitte im Vollbesitz unserer körperlichen und geistigen Kräfte. Und dabei wollen wir natürlich eine halbwegs gute Figur machen – ohne faltige, welke Haut, ohne Haarausfall und ohne falsche Zähne.

Zu schön, um wahr zu sein? Nein! Viele Wissenschaftler, darunter vor allem diejenigen, die sich mit Zellernährung beschäftigen, sagen: »*Wer heute 60 Jahre alt ist und auch so aussieht, ist selbst Schuld.*«

Und warum sollte für den Menschen nicht gelten, was wir sonst überall in der Natur beobachten? Tiere in freier Wildbahn – also nicht überzüchtete und gehätschelte Haustiere – haben bis zum Schluss ein schönes Fell, keinerlei Arthrosen, sie sehen, hören, riechen gut, jagen ihre Beute und besitzen noch sämtliche Zähne, wenn sie sich zum Sterben niederlegen.

Der Stoffwechsel unserer Zellen hat pausenlos Schwerstarbeit zu verrichten, denn der menschliche Organismus besteht aus vielen Billionen Körperzellen, die ständig um-, ab- und aufgebaut werden.

Die meisten unserer Alterserscheinungen, die wir als ganz normal ansehen, könnten nicht nur verlangsamt, sondern sogar behoben werden, wenn wir für einen optimalen Zellstoffwechsel sorgen würden – täglich und nicht nur hin und wieder. Mit Alterserscheinungen meine ich übrigens nicht nur körperliche Probleme, auch geistige wie ein zunehmender Gedächtnisverlust gehören dazu. Manche Wissenschaftler gehen noch einen Schritt weiter und sagen: »Alle unsere Krankheiten sind in Wirklichkeit die Symptome von beschleunigtem Altern.«

Warum altern wir?

Experten sind der Ansicht, dass es vor allem zwei Ursachen gibt, die uns schneller als notwendig altern lassen und uns viele verschiedene Wehwehchen bescheren:

››› Die Verdauungsleistung lässt ab dem 50. Lebensjahr rapide nach, und das wirkt sich besonders auf die Aufnahme von lebenswichtigen Substanzen wie Aminosäuren aus, die unser Körper für alle Stoffwechselvorgänge in den Zellen benötigt. Reparaturen können zum Beispiel ohne Aminosäuren nicht mehr durchgeführt werden und in unserem Organismus läuft dann alles etwas langsamer ab. Schädlicher Zellmüll wird nicht mehr in ausreichendem Maße entsorgt und lagert sich an den falschen Stellen ab. Die

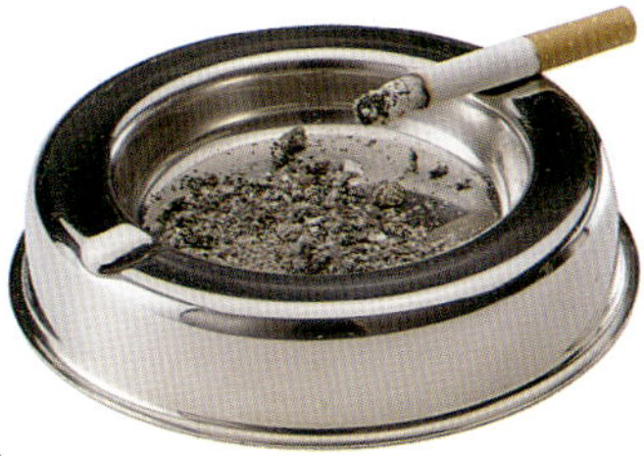

Folge: Es gehen mehr Zellen zugrunde, als neue gebildet werden und unser Körper altert vorzeitig.

››› Freie Radikale richten mit steigendem Lebensalter mehr und mehr Schaden in unserem Körper an. Sie treten bei Krankheit, Stress und Ernährungsmangel besonders in Aktion. Zudem lassen eine ganze Reihe weiterer Faktoren die Zahl der freien Radikale explodieren: Rauchen, übermäßiger Alkoholkonsum, zu viel Sonne, Flugreisen, Klimaanlagen, verschmutzte Luft, Ozonbelastung, Medikamente, Übergewicht, zu starke körperliche Belastung etc. Im Alter können die aggressiven Moleküle nicht mehr ausreichend abgewehrt werden. Wir sind ihren Angriffen dann zunehmend schutzlos ausgeliefert, und das hat zahlreiche Konsequenzen. Zellen und ihre Strukturen arbeiten nicht mehr ordnungsgemäß und der Stoffwechsel gerät aus den Fugen. Schädliche Stoffwechselschlacken werden nur unzureichend abtransportiert und reichern sich im Gewebe an, das dann schneller altert.

Wer dem vorzeitigen Verfall von Körper und Geist Einhalt gebieten möchte, hat nur dann eine reelle Chance, wenn er seinen Körper ausreichend mit Aminosäuren versorgt und ihn mit Hilfe von natürlichen Substanzen, so genannten Antioxidantien, vor den Attacken der freien Radikale schützt.

!

Exkurs Freie Radikale – die Gegner der Jugend

Chemisch gesehen sind freie Radikale Stoffe, denen ein Teilchen, ein so genanntes Elektron, fehlt und die verzweifelt versuchen, dieses Elektron anderen Substanzen zu entreißen. Sie sind äußerst aggressive Moleküle, die unter anderem Zellmembranen, Fette, Enzyme und die Erbsubstanz in den Zellen angreifen und sie zu zerstören versuchen. Sie gehen mit Stoffen, die in ihre Nähe kommen, wahllos chemische Verbindungen ein und verwandeln Wertvolles dabei in wertlosen Müll. Ab einer bestimmten Anzahl von Attacken können die Reparaturmechanismen unseres Körpers nicht mehr Schritt halten: Schädliche Stoffwechselprodukte häufen sich an und die Teilungsfähigkeit unserer Zellen sinkt.

Fast alle im Alter auftretenden Krankheiten werden von freien Radikalen mit verursacht – vom Herzinfarkt bis zur Alzheimerkrankheit. Selbst Altersflecken und Hautfalten sind ihr Werk. Wird die Erbsubstanz (unsere Gene) durch die aggressiven Moleküle verändert, kann sogar Krebs entstehen.

Jungbrunnen Aminosäuren

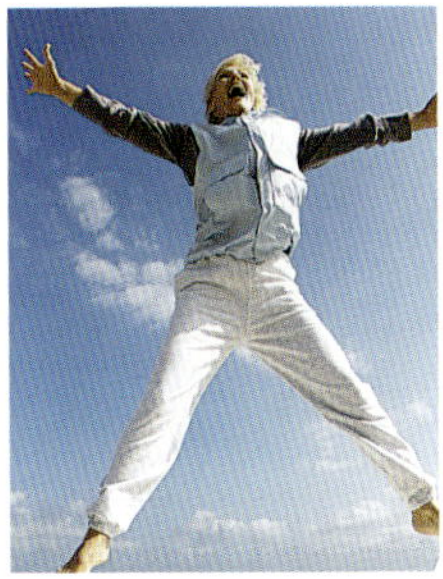

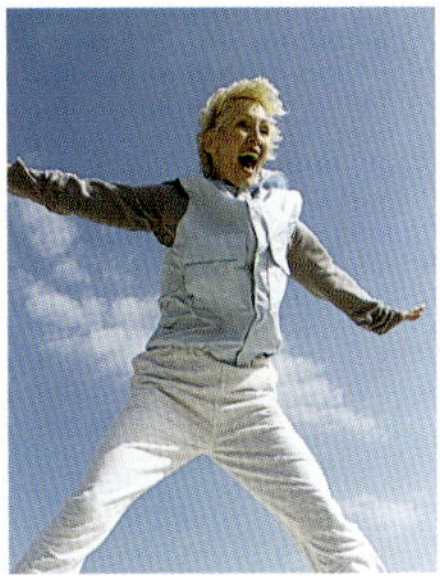

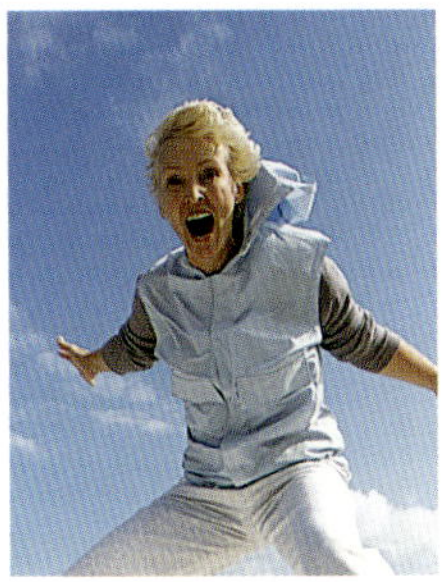

Da nicht nur die Verdauung im Laufe des Lebens nachlässt, sondern die meisten Menschen mit zunehmendem Alter auch immer weniger essen, müssen diejenigen, die älter als 50 Jahre sind, unbedingt auf eine ausgeglichene Nährstoffbilanz achten. Für sie ist es besonders wichtig, die eigenen Körperzellen täglich mit Aminosäuren, den Bausteinen des Lebens, in hoher Konzentration zu beliefern. Das ist die Basis dafür, dass das Reparatursystem der Zellen funktioniert und Haut, Muskeln, Nerven und Immunsystem lange fit bleiben.

Der einfachste und zuverlässigste Weg, den eigenen Organismus mit den notwendigen Aminosäuren zu versorgen, ist das tägliche Trinken eines komplexen Eiweißgetränkes. An der optimalen Zusammensetzung hochwertiger Eiweißprodukte haben Wissenschaftler jahrelang geforscht, sodass Sie sicher sein können, dass es Ihnen beim Genuss dieser Nahrungsergänzungen an nichts mangelt. Wie viel ein Mensch davon benötigt, ist individuell verschieden und hängt von vielen Faktoren ab (siehe Seite 50f.). Über die für Sie richtige Dosierung kann Ihnen zum Beispiel ein Ernährungsberater Auskunft geben.

Ganz wichtig ist: Eiweißpulver zu kaufen und anzuschauen bringt nichts. Das Geheimnis heißt: essen – täglich, täglich, täglich!

Schutz rundum – mit Vitamin C und Co gegen freie Radikale

Wissen Sie eigentlich, dass es nur ganz wenige Lebewesen gibt, die Vitamin C nicht selbst herstellen können und daher auf eine regelmäßige Zufuhr von außen angewiesen sind? Neben Menschenaffen, Meerschweinchen und einer indischen Fledermausart ist dies der Mensch.

Freie Radikale gehören zu den gefährlichsten Feinden des Menschen. Ihre Attacken richten sich gegen Gewebe, Zellen sowie deren Strukturen und rufen viele Krankheiten hervor. Hätte uns die Natur nicht die so genannten Antioxidantien oder Radikalfänger an die Hand gegeben, wären wir ihrem schrecklichen Treiben schutzlos ausgeliefert. Mit Hilfe dieser großartigen Stoffe können wir uns jedoch gegen den Dauerbeschuss durch freie Radikale effektiv zur Wehr setzen. Antioxidantien neutralisieren die Angreifer und wandeln sie in harmlose Stoffwechselprodukte um. Bei diesem Prozess werden die Antioxidantien selbst verbraucht. Deshalb ist es notwendig, mit der Nahrung und mit Nahrungsergänzungsmitteln ständig für Nachschub zu sorgen.

Zu den effektivsten Antioxidantien gehören die Vitamine C und E, Beta-Karotin (eine Vorstufe von Vitamin A) sowie die Spurenelemente Selen und Zink. Um dem ständigen Angriff freier Radikale wirksam zu begegnen, empfehlen zahlreiche Wissenschaftler, all diese Stoffe regelmäßig, also am besten täglich, in hoher Dosierung zuzuführen. Die Antioxidantien erhalten Sie kombiniert in einem Produkt, so dass Sie nicht fünf verschiedene Pillen schlucken müssen. Bei Vitamin C würde ich Ihnen jedoch dringend zu mehr raten.

Vitamin C

Vitamin C ist offensichtlich das perfekte Verjüngungsmittel. Britische Forscher haben in mehreren Versuchsreihen eindeutig nachgewiesen, dass Vitamin C die biologische Uhr um Jahre zurückdrehen kann. Der amerikanische Chemiker Dr. Linus Pauling (1901–1994), zweifacher Nobelpreisträger, hat mit seinen Forschungsarbeiten entscheidend dazu beigetragen, dass wir heute so gut über das Vitamin informiert sind.

Ohne Vitamin C funktioniert in unserem Körper fast nichts. Eine kleine Kostprobe seines Könnens gefällig? Der Vitalstoff reguliert und stärkt das Immunsystem, wird für die Bildung von Blut, Knochen und Zähnen benötigt und reduziert die Häufigkeit von Zahnfleischentzündungen und -blutungen. Die Substanz schützt als starkes Antioxidans unter anderem die Vitamine B_9 und E vor Oxidationsprozessen

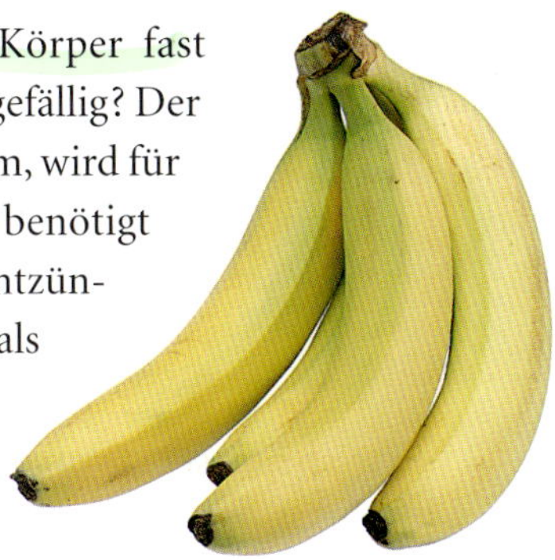

und hemmt die Wirkung einiger Giftstoffe (Schwermetalle, krebserregende Nitrosamine etc.). Sie übt eine Schutzfunktion auf die Leber aus, ist für den Abbau und die Ausscheidung von Cholesterin notwendig, stärkt die Blutgefäßwände und mindert die Gefahr von Blutgerinnseln. Zudem ist Vitamin C an der Synthese einiger Hormone (unter anderem Gehirnbotenstoffe) beteiligt. Auch bei Allergien und Asthma entfaltet der Vitalstoff eine positive Wirkung. In der Kosmetikbranche schließlich wird er wegen seiner Bedeutung für den Kollagenaufbau im Bindegewebe eingesetzt. Außerdem fördert der Alleskönner unter den Vitaminen die Bildung von Hyaluronsäure, welche Feuchtigkeit in unserer Haut zu binden vermag.

Empfehlungen für die tägliche Vitamin-C-Zufuhr *

Erwachsene, Ältere zur Vorbeugung von Erkältungen und Alterserscheinungen:	mindestens 1000 mg
Raucher:	2000 – 3000 mg
Bei hohem Alkoholkonsum:	bis 2000 mg
Bei starkem körperlichem und geistigem Stress:	1500 mg
Begleitend zu einer Diät bei leichtem bis schwerem Übergewicht:	1000 – 2000 mg

* Menschen, die Gicht haben, blutverdünnende Medikamente nehmen oder bei denen ein erhöhtes Nierensteinrisiko besteht, sollten vor der Einnahme von Vitamin C in hoher Dosierung einen Behandelnden um Rat fragen.

Einen besonders hohen Vitamin-C-Bedarf haben Raucher, Alkoholkranke, chronisch Kranke und Menschen, die psychisch und physisch stark belastet oder in hohem Maße Umweltgiften (zum Beispiel beruflich bedingt) ausgesetzt sind. Ein Vitamin-C-Defizit führt zu Leistungsschwäche, Depressionen, schlechter Wundheilung, Bindegewebsstörungen und steigender Anfälligkeit für Bakterien und Viren. Eine dauerhafte Unterversorgung kann das Risiko für Krebs- und Herz-Kreislauf-Erkrankungen sowie Arthritis erhöhen.

››› *Tipp*

Vom Wundervitamin C sollte sich jeder Mensch mehr gönnen als ein Glas Orangensaft am Morgen. Ich nehme etwa ein Gramm Vitamin C pro Tag in Form eines Nahrungsergänzungsmittels. Ich fühle mich ausgezeichnet, habe mit 45 Jahren immer noch eine glatte, faltenfreie Haut und bin trotz des täglichen Kontakts mit vielen Menschen auch in den Wintermonaten nicht erkältet.

Selbst wenn wir einmal etwas zu viel Vitamin C einnehmen, ist das nicht tragisch. Der Organismus nimmt sich, was er braucht. Überschüssiges wird über die Nieren ausgeschieden, ohne das wir dabei Schaden nehmen. Da der Bedarf täglich anders aussehen kann und wir nicht in der Lage sind, dies genau einzuschätzen, sollten wir unserem Körper lieber zu viel als zu wenig Vitamin C anbieten.

Empfehlenswert sind so genannte Release-Produkte. Sie geben das Vitamin gleichmäßig über den Tag verteilt ab, so dass keine großen Schwankungen im Wirkstoffangebot auftreten. Auf diese Weise werden Zeiten des Überschusses (direkt nach der Einnahme) und des Mangels weitgehend vermieden.

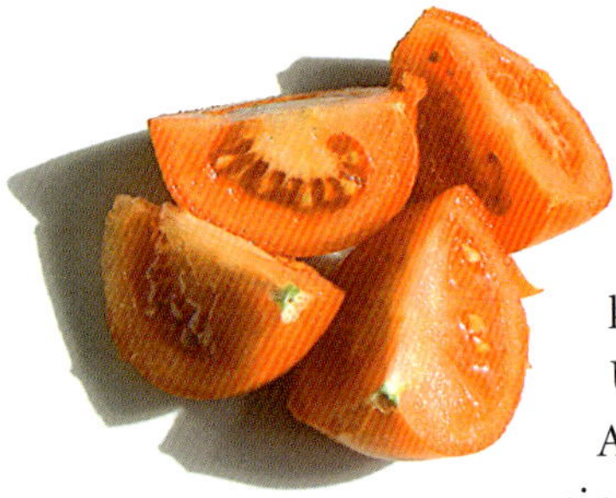

Hätten unsere Vorfahren diese Kenntnisse gehabt, wären sie vielleicht ebenso alt geworden wie wir. Ich jedenfalls habe die Absicht, sehr alt zu werden, mit meinen Enkelkindern Rollerskates zu fahren, meine Urenkel aktiv zu erleben und noch im hohen Alter auf einem Pferd zu sitzen. Vitamin C ist ein wesentlicher Baustein, um dies zu erreichen.

Vitamin E

Vitamin E wird auch »Jungbrunnen-Vitamin« genannt – zu Recht, denn ohne den Vitalstoff würde der Mensch rosten wie altes Eisen. Vitamin E gehört zu den stärksten Antioxidantien, die unsere Nahrung zu bieten hat. Es macht pausenlos freie Radikale unschädlich, bewahrt Hormone, Enzyme, Fette und andere Vitamine auf diese Weise vor der Zerstörung und schützt vor Umweltgiften und bei

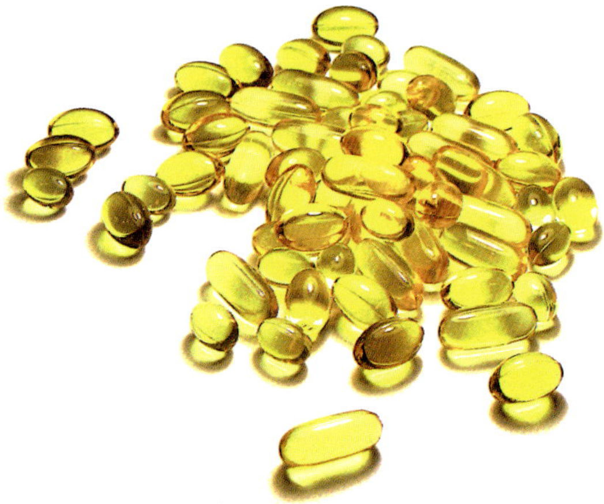

übermäßiger Sonnenbestrahlung. Dadurch hemmt Vitamin E die Zellalterung, verhilft zu einem jüngeren Aussehen und übt auf die Funktion der Blutgefäße einen positiven Einfluss aus.

Ein Mangel kann beim Menschen unter anderem zu einem gehäuften Auftreten von Altersflecken, Muskelschwäche, Nervenerkrankungen und einer erhöhten Infektanfälligkeit führen. Besonders viel Vitamin E benötigen Raucher, Rheuma-, Herz-Kreislauf- und Krebskranke sowie Übergewichtige.

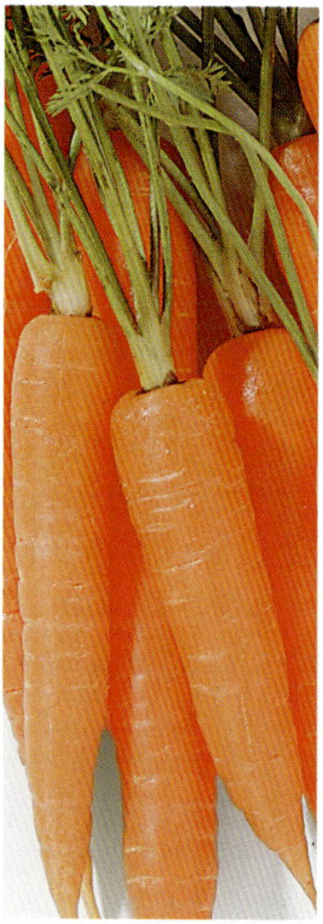

Beta-Karotin

Karotinoide sind gelbe bis gelbrötliche Farbstoffe, die in pflanzlichen Lebensmitteln enthalten sind. Unser Organismus kann sie in Vitamin A umwandeln, weswegen sie auch als Provitamin A bezeichnet werden. Das in Nahrungsmitteln am häufigsten vorkommende Karotinoid heißt Beta-Karotin.

Beta-Karotin ist in der Lage freie Radikale abzufangen und stärkt die Immunabwehr. Darüber hinaus spielt es für das Wachstum und den Schutz von Haut, Schleimhäuten und Knorpelgewebe, den Aufbau von Geschlechtshormonen und die Entwicklung von Fötus und Plazenta eine überaus wichtige Rolle.

Ein Mangel zeigt sich unter anderem in Form von Hautproblemen, Schwierigkeiten beim Sehen, Wachstums- und Fortpflanzungsstörungen sowie in einer erhöhten Infektanfälligkeit. Risikofaktoren für eine Unterversorgung sind Stress, Alkohol, Nikotin, Medikamente und verschiedene Krankheiten.

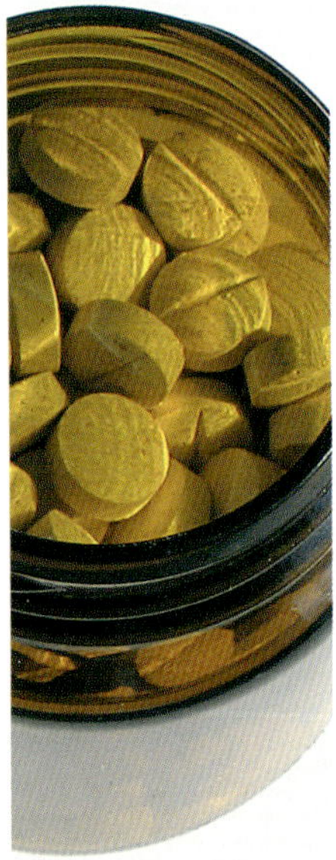

Selen

Selen ist eines der wirkungsvollsten Antioxidantien. Das Spurenelement schützt unsere Zellen, Zellmembranen sowie Chromosomen und wirkt damit Alterungsprozessen entgegen. Es stärkt die Widerstandsfähigkeit gegen Krankheitskeime und senkt das Infarktrisiko vor allem in Verbindung mit den Vitaminen C und E.

Selenmangel führt unter anderem zu einem geschwächten Immunsystem, schneller Gewebealterung, rheumatischen Beschwerden, Störungen des Haar- und Nagelwuchses sowie Schilddrüsenerkrankungen.

Zink

Zink steuert etwa 200 Enzyme und schützt unseren Körper wie das Selen vor Schäden durch freie Radikale. Darüber hinaus ist das Spurenelement eine starke Waffe gegen Erkältungen. Es wirkt entzündungshemmend, fördert die Wundheilung und hilft gegen Haarausfall und brüchige Fingernägel. Last but not least ist Zink wichtig für einen gesunden Hormonstoffwechsel sowie die Funktion von Schilddrüse, Leber, Nieren und Gehirn.

Die Folgen eines Zinkdefizits sind unter anderem Wachstums- und Blutbildungsstörungen, eine Unterfunktion der Hoden und Eierstöcke, eine erhöhte Infektanfälligkeit, Haarausfall, weiße Flecken auf den Fingernägeln, Ausschläge und Erkrankungen des Zentralnervensystems. Zu einem Mangel kann es zum Beispiel durch falsche Ernährung, bei übermäßigem Alkoholkonsum, nach Operationen, im Zuge verschiedener Krankheiten und bei extremer körperlicher Beanspruchung kommen.

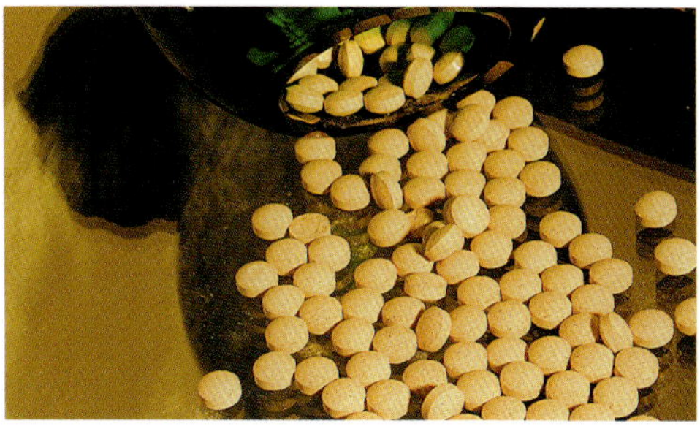

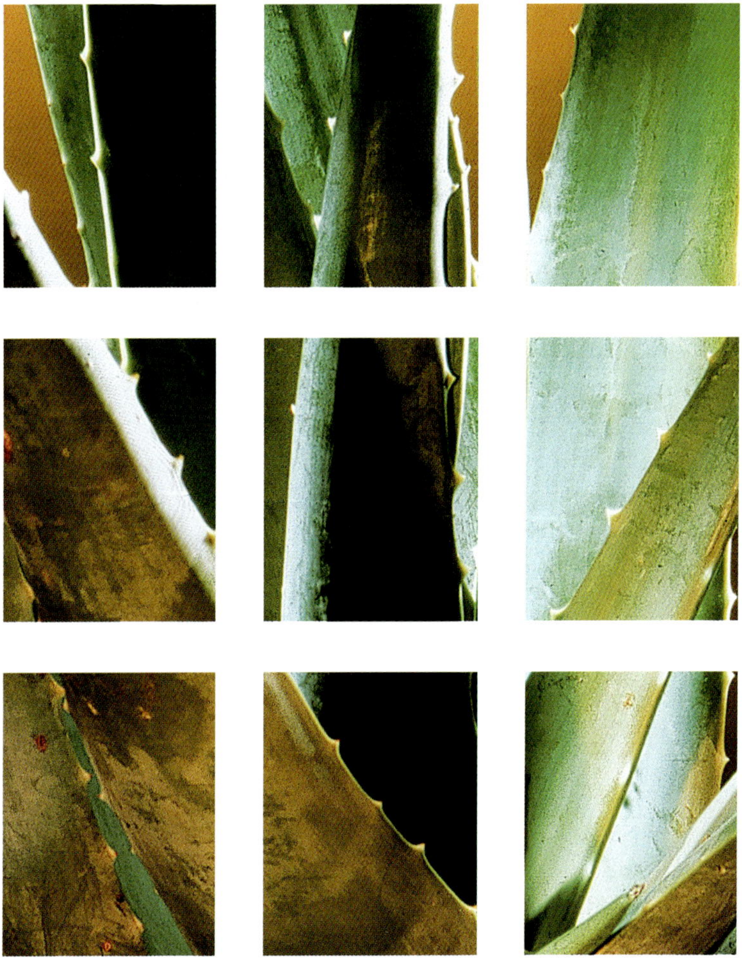

Aloe Vera – Wunder der Natur

Abschließend stelle ich Ihnen eine Pflanze vor, die ich nicht mehr missen möchte: die Aloe Vera, auch Aloe barbadensis Miller oder Aloe Vera Linné genannt. Je länger ich sie verwende und empfehle, desto mehr bin ich von ihrer Wirkung überzeugt. Dank ihrer wertvollen Inhaltsstoffe schenkt sie unserem Körper Wohlbefinden und Gesundheit, stärkt unsere Abwehrkräfte und pflegt unsere Haut.

Die Aloe Vera ist ein Liliengewächs mit großen fleischigen Blättern, das in tropischen und subtropischen Gebieten sowie auf Wüstenböden gedeiht. Schon im Altertum wurde die Aloe als Heilpflanze geschätzt und galt vielerorts als Symbol der Unvergänglichkeit. So sahen die alten Ägypter in ihr die »Pflanze der Unsterblichkeit« und die Mayas betrachteten sie als »Quelle der ewigen Jugend«.

In der westlichen Welt trat die traditionsreiche Heilpflanze Ihren Siegeszug in den 30er Jahren an. US-amerikanische Ärzte erforschten ihre Wirkung gegen radioaktive Verbrennungen. Und siehe da: Die Aloe war in der Lage, diese zum Abheilen zu bringen.

Wissenschaftler untersuchten die Pflanze in der Folgezeit sehr genau. Sie haben inzwischen mehr als 160, zum Teil lebensnotwendige Inhaltsstoffe in der Aloe Vera gefunden, darunter essenzielle Aminosäuren, zahlreiche Vitamine, Enzyme, Mineralstoffe, Spurenele-

Exkurs Trinken Sie genug?

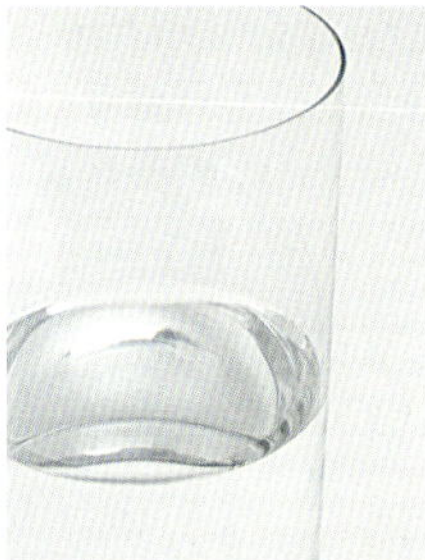

Diese Frage musste ich jahrelang eindeutig mit »nein« beantworten. Die Empfehlung von Ernährungsexperten und Kosmetikerinnen, zwei bis drei Liter Flüssigkeit pro Tag zu mir zu nehmen, prallte an mir ab – weil ich lange Zeit nicht wusste, in welcher Form ich mir solch große Mengen einverleiben konnte. Nach kohlensäurehaltigen Getränken ist mein Bauch jedes Mal so aufgebläht, dass ich aussehe wie im sechsten Schwangerschaftsmonat. Den ganzen Tag Tee zu trinken, finde ich scheußlich, und Säfte sind mir auch in verdünntem Zustand einfach zu fruchtsäurehaltig und zu süß. Wasser wäre mir eigentlich am liebsten, aber selbst das beste Quellwasser entspricht nicht meinem Geschmack.

Seit kurzem habe ich das Problem gelöst. Ich trinke Wasser, das ich mit dem gesunden Saft der Aloe Vera mische. So führe ich mir Gesundheit gleich doppelt zu.

mente, so genannte sekundäre Pflanzenstoffe (Sterole, Tannine, Salicylsäure, ätherisches Öl etc.) und Acemannan, den Hauptwirkstoff der Aloe Vera.

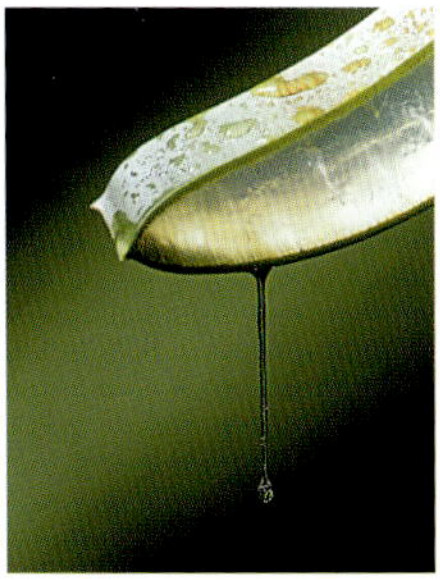

Acemannan ist ein Kohlenhydrat, das unser Körper nur bis zur Pubertät selbst herstellen kann. Wer danach in den Genuss kommen will, muss es mit der Nahrung zuführen. In etwas abgewandelter Form ist die Substanz in einigen asiatischen Heilpflanzen wie in der Ginsengwurzel, in japanischen Pilzen und in Haifischknorpel enthalten. Acemannan wirkt auf unsere Zellen ähnlich einer kugelsicheren Weste bei einem Menschen – es wehrt allerdings keine Kugeln, sondern eindringende Krankheitserreger ab.

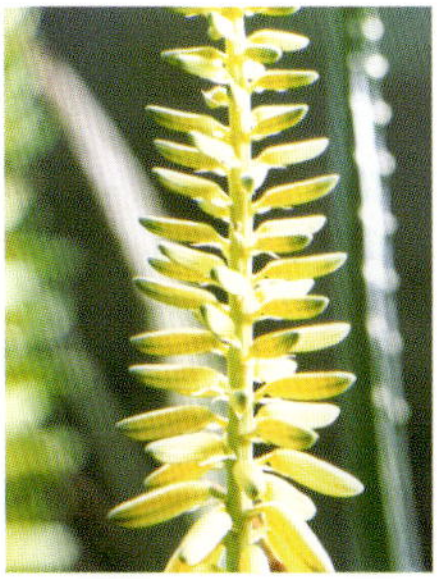

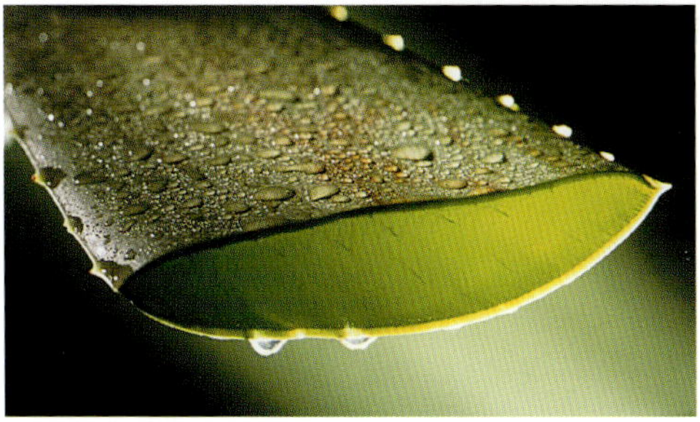

Hier hilft die Aloe Vera

Das Gel aus dem Inneren der Aloe-Vera-Blätter wird heute als gesunde Nahrungsergänzung und als kosmetisches Mittel eingesetzt. Geschätzt wird es vor allem wegen seiner pflegenden, feuchtigkeitsspendenden und wundheilenden Eigenschaften. Darüber hinaus beeinflusst es unseren Zellstoffwechsel positiv. Wie überaus vielfältig sich die Pflanze einsetzen lässt, zeigen die folgenden Seiten.

Wichtig!

Aloe-Vera-Produkte, die so genannte Anthraglykoside wie Aloin aus der Blattrinde enthalten, wirken abführend und sollten lediglich unter ärztlicher Aufsicht verwendet werden. Dagegen sind anthraglykosid-freie Aloe-Vera-Produkte, die nur das gesundheitsfördernde Gel des Blattmarks enthalten und um die es hier geht, zur Selbsthilfe geeignet. Sie können als Nahrungsergänzungs- und Aufbaumittel sowie als hautpflegendes Elixier bedenkenlos eingesetzt werden.

Balsam für die Haut

Aloe-Vera-Gel dringt tief in die Haut ein, nährt sie, spendet ihr Feuchtigkeit und lässt sie jünger aussehen. Zudem hilft es gesunder und kranker Haut, sich schneller zu regenerieren, und schützt sie vor Umweltgiften.

Angewendet wird das Aloe-Vera-Gel sowohl innerlich in Form von Trinksaft als auch äußerlich als pures Gel oder in Körperpflegemitteln verarbeitet. Ich benutze diese Produkte seit einiger Zeit sehr konsequent. Seitdem stehen deutlich weniger Tuben in meinem Badezimmer, und während ich diese Zeilen schreibe, schleicht sich meine dreizehnjährige Tochter – noch mit einer jugendlichen Pfirsichhaut ausgestattet – von hinten heran, reibt ihre Wange an meiner und sagt: »Mama, du hast eine Haut wie ein Baby. Die möchte ich auch haben.«

Über die Stärkung der normalen Hautfunktionen hinaus kann Aloe-Vera-Gel übrigens noch mehr. Es fördert die Wundheilung, hemmt Entzündungen, vermindert Juckreiz und wirkt desinfizierend. Diese Eigenschaften machen die Aloe Vera zu einer un-

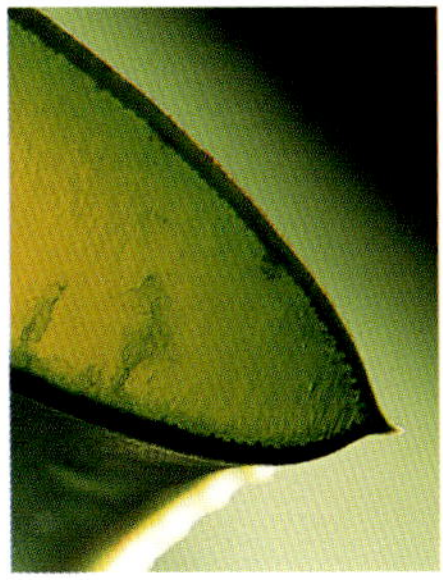

Äußerlich angewendet wird Aloe-Vera-Gel pur oder mit anderen Grundstoffen gemischt in Cremes und Lotionen eingesetzt. Deodorants, Gesichts- und Mundwasser, Lippenstifte, Reinigungsmilch, Seifen, Sonnenschutzmittel, Zahncremes und weitere Pflegeprodukte sind ebenfalls mit Aloe-Vera-Zusätzen erhältlich. Darüber hinaus gibt es Shampoos, Haarkuren und Styling-Gel mit Extrakten der Pflanze, die Haare und Kopfhaut gleichermaßen pflegen.

schätzbaren Hilfe bei einer Vielzahl von Hautproblemen – zum Beispiel bei Hautunreinheiten, Neurodermitis, ganz gewöhnlichem Sonnenbrand oder um nach einer Verletzung keine hässlichen Narben zurückzubehalten.

Pflege des Darms

Die Ursachen vieler Krankheiten liegen im Darm verborgen. Unser Verdauungssystem ins Gleichgewicht zu bringen ist daher eine der vordringlichsten Aufgaben, wenn wir Gesundheitsbeschwerden vorbeugen wollen. Regelmäßiges Trinken von Aloe-Vera-Saft ist Darmpflege und damit auch Körperpflege par excellence. Es hilft bei der Entgiftung unseres Körpers, reguliert die Verdauungstätigkeit und hält unsere Darmflora gesund.

Vor allem wenn Sie abnehmen wollen, sollten Sie zunächst Ihren Darm sanieren, damit die Nährstoffe, die Sie Ihrem Körper zuführen, auch in Ihren Körperzellen ankommen.

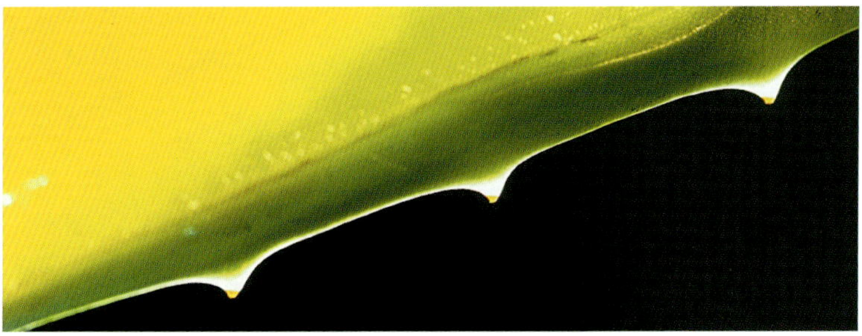

Stärkung des Immunsystems

Neben Vitaminen und Mineralstoffen ist es hauptsächlich der Wirkstoff Acemannan, mit dem die Aloe Vera den Körper massiv bei der Abwehr von Krankheitserregern wie Bakterien und Viren unterstützt. Wissenschaftlichen Untersuchungen zufolge beruht diese Eigenschaft vor allem auf einer Stimulierung des Immunsystems.

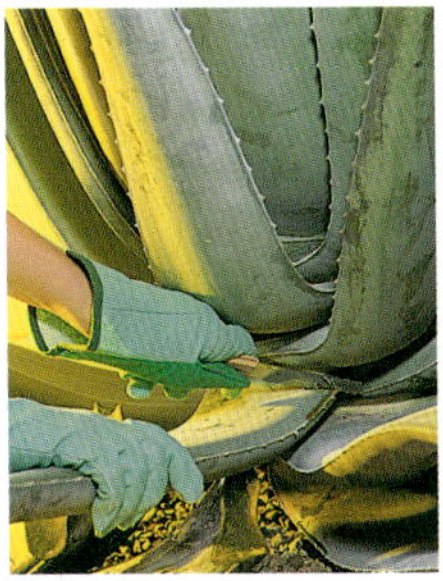

Aufgrund dessen kann die Aloe Vera innerlich angewendet Infekten vorbeugen und bei Erkältungen und Atemwegserkrankungen zur schnelleren Genesung beitragen. Menschen mit einem generell schwachen Immunsystem profitieren besonders von den Inhaltsstoffen der Pflanze. Erfahrungen haben gezeigt, dass auch bei Asthmakranken eine Linderung der Symptome eintreten kann.

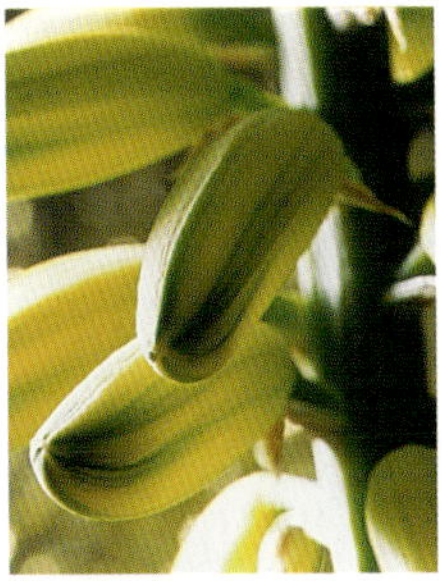

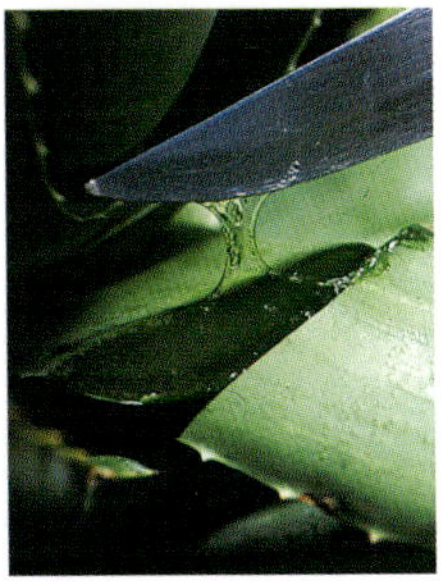

Hilfe bei Pilzerkrankungen

Das Gel der Aloe-Vera-Blätter zeigt gegen viele Pilzerkrankungen im Verdauungstrakt sowie auf der Haut und den Schleimhäuten Wirkung – von den gefürchteten Candida-Pilzen im Darm bis hin zu leichtem Fußpilz. Ich mache mir diese Eigenschaft in meinem Beruf zunutze: Führe ich Fußreflexzonen-Behandlungen durch, sprühe ich vor dem Massieren Aloe-Vera-Spray auf die Füße. So bin ich vor unliebsamen Überraschungen geschützt. Dies gilt auch für öffentliche Hallenbäder. Dort verwende ich Aloe-Vera-Spray lieber als die hauseigene Desinfektionsanlage, in der entweder aus Ersparnisgründen nur Leitungswasser enthalten ist oder scharfe Chemikalien, die ich meiner Haut nicht zumuten möchte.

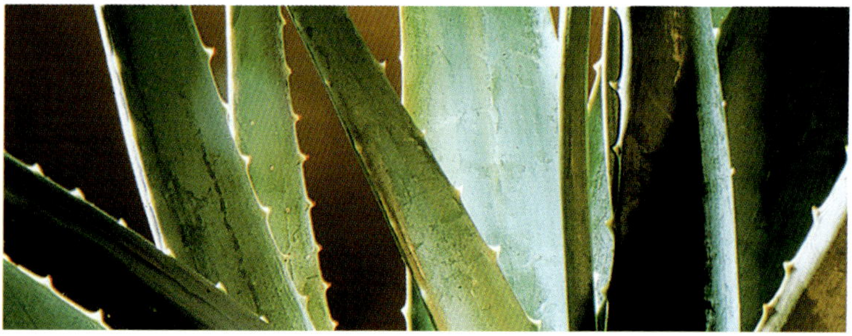

Anwendungsbeispiele*

Die folgenden Aloe-Vera-Anwendungen stellen nur eine kleine Auswahl aus einem breiten Einsatzspektrum dar. Bitte beachten Sie: Trinken Sie Aloe-Vera-Saft stets vor den Mahlzeiten! Vereinzelt kann es bei der Anwendung von Aloe-Vera-Produkten zu allergischen Reaktionen kommen. Setzen Sie das Produkt in diesem Fall sofort ab.

››› *Tipp*
20 Milliliter entsprechen etwa einem Esslöffel Aloe-Vera-Saft.

Allergien

Das Blattmark der Aloe Vera enthält Substanzen, die unser Immunsystem harmonisieren und daher bei Allergien hilfreich sein können. Anwendung: Trinken Sie dreimal pro Tag 20 bis 30 Milliliter Aloe-Vera-Saft. Bei allergischen Hautreaktionen bestreichen Sie die betroffenen Stellen mehrmals täglich mit Aloe-Vera-Gel. Das beruhigt die Haut und lindert den Juckreiz.

Alterserscheinungen

Aloe-Vera-Gel stärkt die Abwehr, entschlackt den Organismus und versorgt unsere Haut und andere Organe mit wertvollen Nährstoffen, die wir mit zunehmendem Alter immer dringender benötigen.

* Die Anwendungsbeispiele dieses Kapitels stammen aus dem Buch: J. Oppermann, M. Krenz; »Aloe Vera – Was die Pflanze wirklich kann«, LebensBaum Verlag, 2004

Um Alterserscheinungen vorzubeugen, trinken Sie täglich mindestens 60 Milliliter Aloe-Vera-Saft. Dabei gilt: Je jünger Sie mit dieser Anti-Aging-Kur beginnen, desto wirkungsvoller ist sie.

Hautpflege

Reiben Sie zur Pflege der Haut Ihren ganzen Körper oder nur Ihr Gesicht morgens und abends mit reinem Aloe-Vera-Gel ein.

Die beste und teuerste Hautpflege nützt nichts, wenn unser Körper nicht gleichzeitig mit aufbauenden Vitalstoffen versorgt wird. Wahre Schönheit kommt eben von innen. Die Aloe Vera enthält eine Vielzahl wertvoller Nährstoffe, welche die Regeneration der Haut unterstützen. Trinken Sie daher zwei- bis dreimal täglich 20 Milliliter reinen Aloe-Vera-Saft.

Regenerierende Feuchtigkeitsmaske

Mischen Sie einen Esslöffel pures Aloe-Vera-Gel mit einem Esslöffel Honig und zwei Esslöffeln Quark. Tragen Sie die Masse auf das Gesicht (Augenpartie aussparen) und den Hals auf – nach 15 Minuten mit klarem Wasser abwaschen.

Insektenstiche

Bei Insektenstichen streichen Sie mehrmals täglich pures Aloe-Vera-Gel auf die betroffenen Hautstellen. Das kühlt, lindert den Juckreiz, wirkt entzündungshemmend und heilungsfördernd. Wollen Sie die kleinen Plagegeister erst gar nicht zum Zuge kommen lassen, reiben Sie Ihren ganzen Körper mit Aloe-Vera-Gel ein.

Pilze

Begleitend zur Therapie gegen *Darmpilze* wie Candida albicans empfiehlt sich eine Aloe-Vera-Trinkkur: Trinken Sie zur Regeneration der Darmschleimhaut zwei bis drei Monate lang dreimal täglich bis zu 80 Milliliter Aloe-Vera-Saft. Stellen Sie bei Candida-Befall außerdem Ihre Ernährung um. Süßigkeiten und Weißmehl sind tabu!

Gegen *Fußpilz* helfen Aloe-Vera-Bäder. Mischen Sie dafür 100 Milliliter Gel der Pflanze mit einem halben Liter warmem Wasser und baden Sie Ihre Füße täglich 10 bis 20 Minuten darin. Sprühen Sie die befallenen Stellen außerdem mehrmals täglich mit Aloe-Vera-Spray ein.

Sonnenbrand

Bei Sonnenbrand reiben Sie die betroffenen Stellen mehrmals täglich mit Aloe-Vera-Gel ein, bis die Hautrötung verschwunden ist.

Übergewicht

Die Aloe Vera hält Sie auch in Zeiten fit, in denen die Mahlzeiten weniger üppig ausfallen. Trinken Sie daher parallel zu einer Diät dreimal täglich 20 Milliliter reinen Aloe-Vera-Saft.

Achten Sie auf die Qualität!

››› Tipp
Kaufen Sie frisches Aloe-Vera-Gel, kein Konzentrat und kein Pulver zum Anrühren!

Es ist nicht immer leicht, aus der Vielzahl der Aloe-Vera-Produkte, die im Handel erhältlich sind, die qualitativ hochwertigen herauszufinden. Folgende Kriterien sollen Ihnen bei der Wahl des richtigen Produktes helfen:

››› Wenn Sie Aloe-Vera-Saft kaufen, achten Sie darauf, dass die bitter schmeckenden Substanzen (Anthraglykoside wie Aloin) aus der Blattrinde nicht darin enthalten sind – nicht nur weil sie nicht gut schmecken, sondern vor allem weil sie stark abführend wirken und zu gewaltigen Durchfällen führen können.

››› Aloe-Vera-Säfte sind umso wirksamer, je mehr Pflanzenwirkstoffe sie enthalten. Entscheiden Sie sich daher für Nahrungsergänzungen, deren Aloe-Vera-Konzentration möglichst nahe bei 100 Prozent liegt. Wenn Sie Kosmetika mit den Wirkstoffen der Aloe Vera kaufen, vergleichen Sie die Produkte verschiedener Hersteller und entscheiden Sie sich auch hier für diejenigen mit der höchsten Aloe-Vera-Konzentration.

››› Ein großes Problem bei der Herstellung von Aloe-Vera-Produkten war früher, dass das aus den Blättern gewonnene Gel an der Luft sehr schnell einen Großteil seiner gesundheitsfördernden Substanzen verlor. Heute gibt es ein patentiertes Verfahren zur Stabilisierung, und zwar auf ganz natürlichem Wege mit Hilfe von Vitamin C und E.

››› Aus einem großen Aloe-Vera-Blatt werden fünf bis zehn Milliliter Saft gewonnen. Wenn Sie einen Liter allzu preiswert einkaufen, können Sie sich ausrechnen, dass dieses Produkt eine Aloe-Vera-Pflanze höchstens von weitem gesehen haben kann. Ein gutes Produkt hat daher seinen Preis, aber Ihre Gesundheit sollte Ihnen das wert sein. Und das, was Sie im Monat an der Tankstelle als Durstlöscher für Ihr Auto kaufen, ist mit Sicherheit kostspieliger.

Die Aloe Vera wird aus gutem Grund »Königin unter den Heilpflanzen« genannt, und ich glaube daran, dass uns diese Pflanze in Zukunft noch mit vielen gesunden Überraschungen beglücken wird.

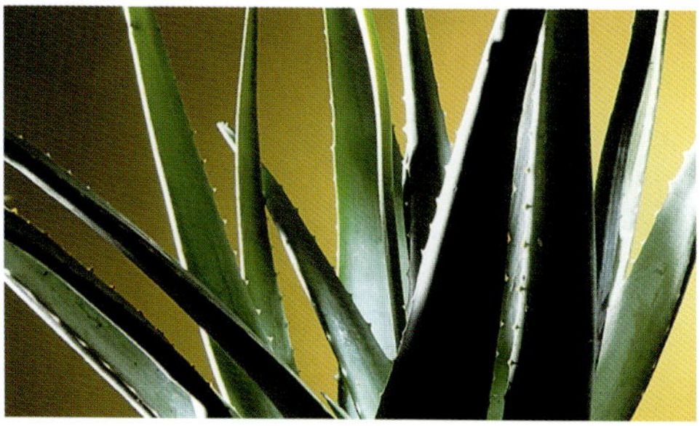

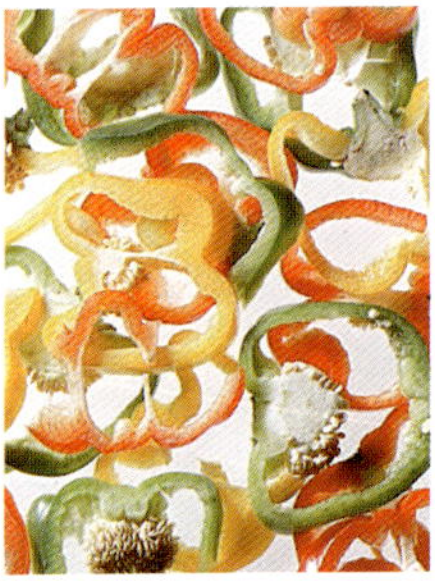
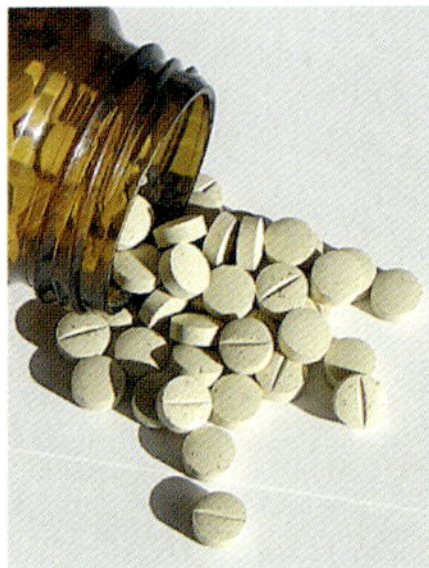
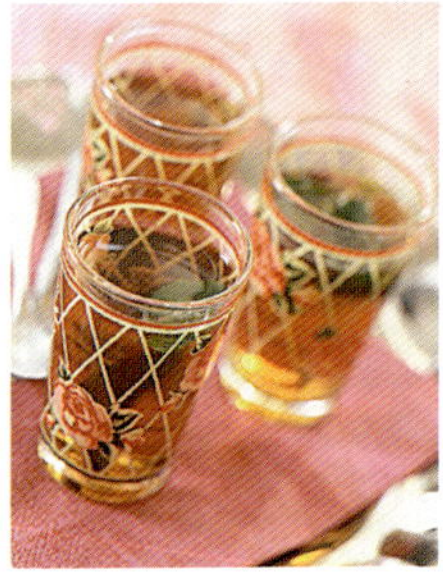
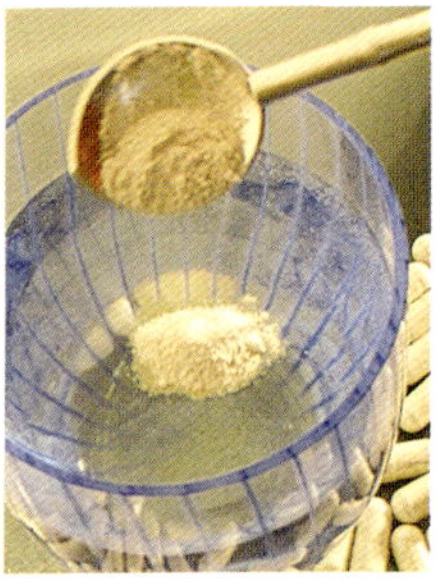
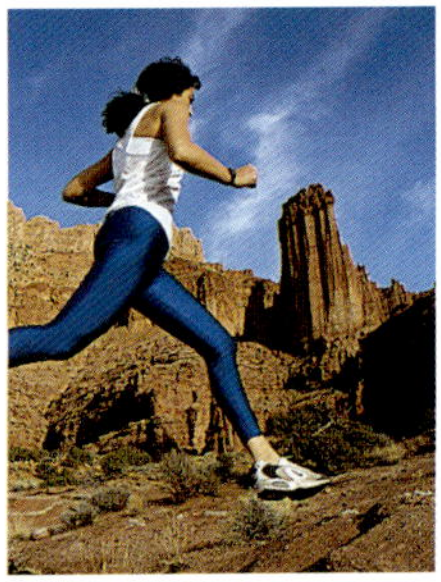
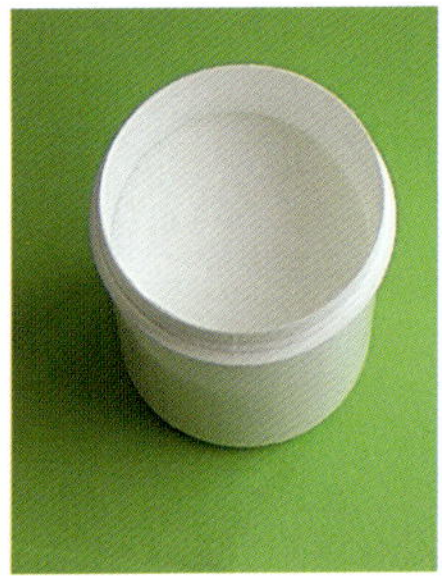
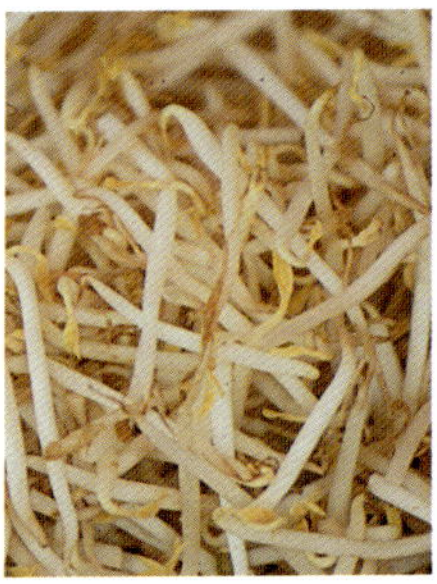
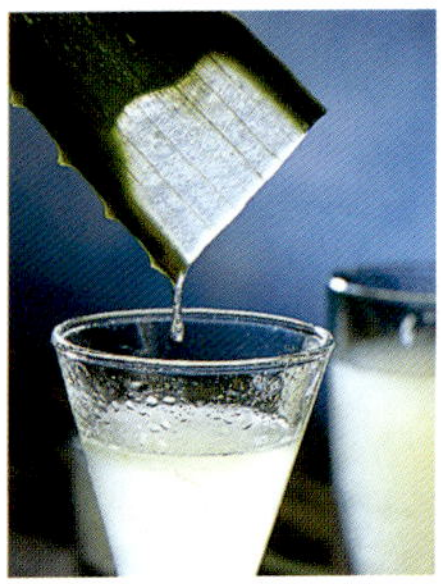
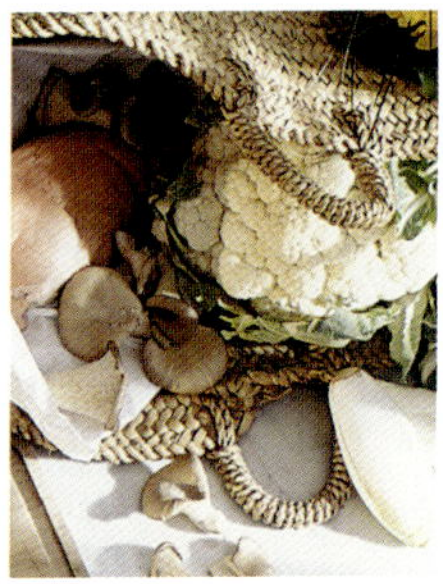

Nachwort

Ich habe Ihnen in diesem Buch nichts empfohlen, was ich nicht selbst verwende. Um es noch einmal zusammenzufassen:

- ››› Ich trinke täglich ein komplexes Eiweißprodukt, das mit wichtigen Vitaminen, Mineralstoffen und Spurenelementen angereichert ist. Wenn ich zu viel wiege oder ungesund geschlemmt habe, nehme ich es zweimal am Tag.
- ››› Ich trinke über den Tag verteilt Aloe-Vera-Saft mit Wasser verdünnt und zusätzlich bis zu zwei Tassen Kräutertee.
- ››› Ich schlucke täglich ein Gramm Vitamin C, zwei Kapseln eines Antioxidantien-Produktes und zwei Kapseln mit einem Extrakt aus der Frucht Garcinia cambogia plus Chrom.

Seitdem ich meine Nahrung mit diesen Substanzen ergänze, fühle ich mich hervorragend. Sollten Sie jetzt auf den Geschmack gekommen sein und es mir gleichtun wollen, ist dagegen nichts einzuwenden. Aber bedenken Sie: Jeder Mensch hat andere Bedürfnisse, die er selbst nicht immer richtig einzuschätzen vermag. Daher ist eine Beratung durch einen Ernährungsexperten erforderlich. Haben Sie ernsthafte Gesundheitsprobleme, sollten Sie zudem mit einem Arzt oder Heilpraktiker darüber sprechen, wie Sie Nahrungsergänzungen sinnvoll in eine Therapie einbeziehen können.

Denken Sie an Ihre Gesundheit – handeln Sie bitte verantwortungsvoll!

Herzlichst, Ihre Gabriela Vonwald

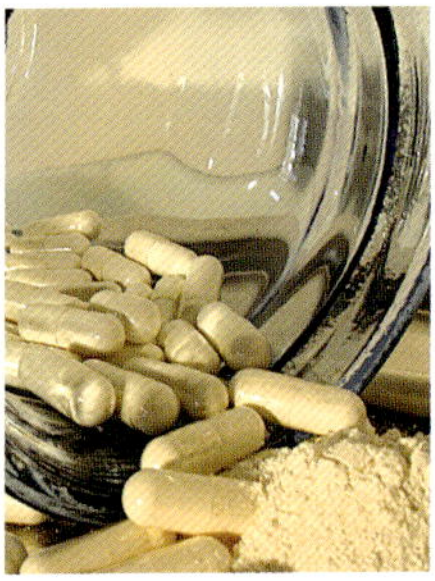
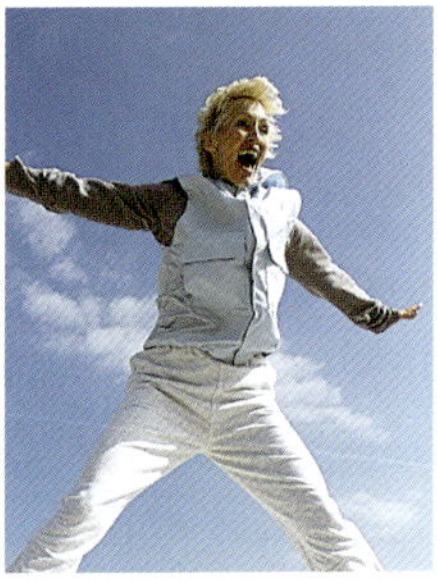
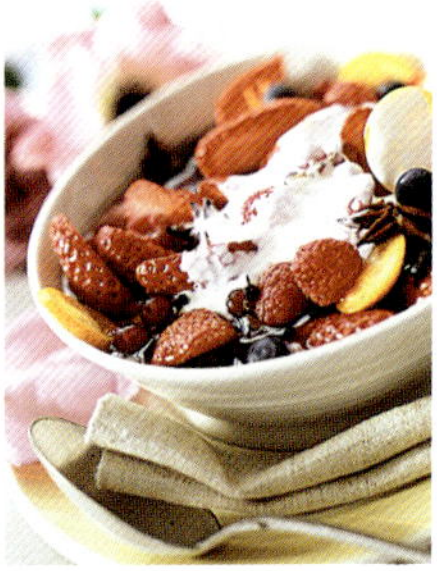
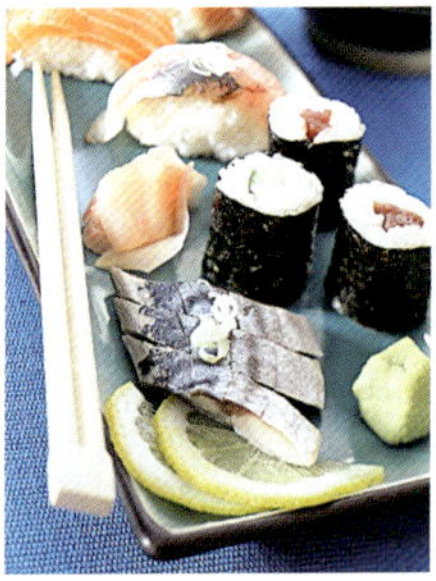
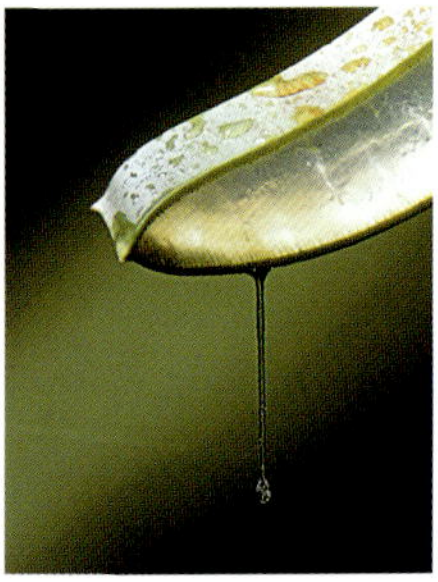
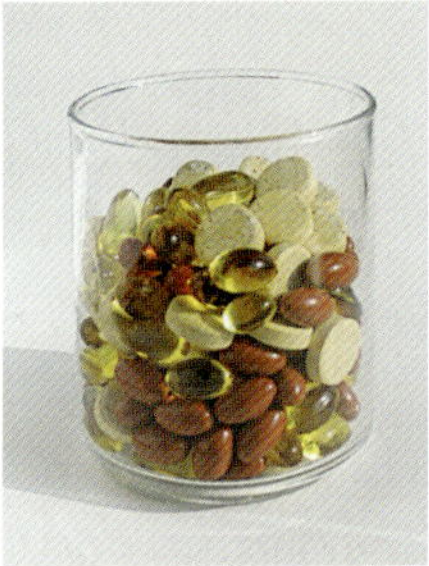
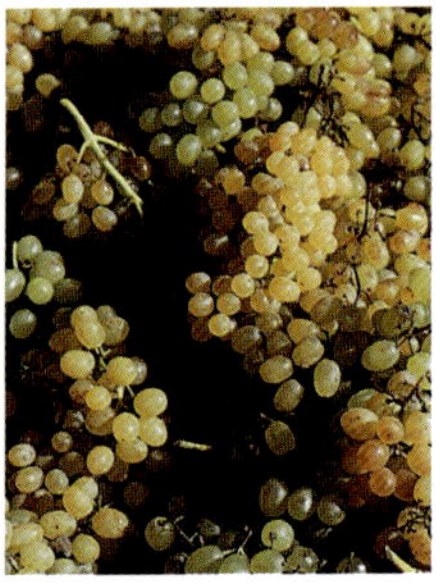
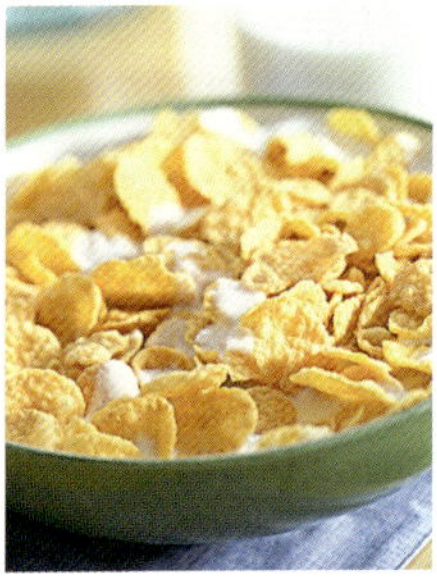
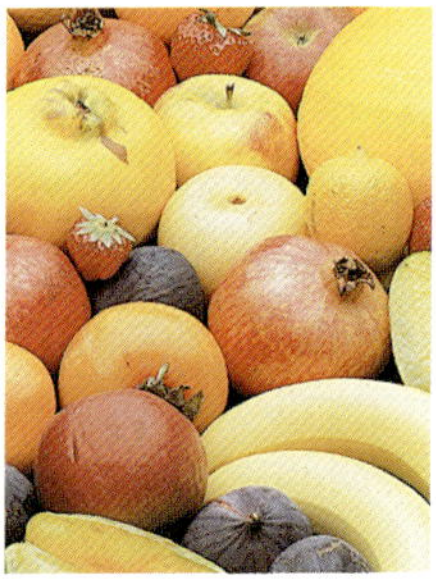

Anhang

Wichtige Fachausdrücke

Aminosäuren: Eiweißbausteine; unter anderem Bestandteile von Enzymen und Antioxidantien mit Schlüsselrollen bei der Abwehr von Schadstoffen.

Antioxidantien: Radikalfänger; Stoffe, die freie Radikale unschädlich machen, indem sie verhindern, dass die aggressiven Radikale nützliche Stoffe in unserem Körper oxidieren und damit zerstören.

Bakterien sind vorwiegend einzellige Organismen, darunter viele Krankheitserreger, die Menschen, Tiere, Pflanzen und andere Kleinstlebewesen befallen. Nicht alle Bakterien werden Mensch und Tier gefährlich, manche sind nützliche Darmbewohner, die wir für eine gesunde Verdauung dringend benötigen.

Candida albicans: Hefepilz, der vom Darmtrakt aus in den Körper »wandern« und eine Vielzahl von Beschwerden hervorrufen kann.

Cholesterin: Körperfett; unter anderem ein Bestandteil von Zellmembranen; ein zu hoher Cholesterinwert führt zu Blutgefäßerkrankungen (Risikofaktor für Herz-Kreislauf-Krankheiten).

Darmflora: Bezeichnung für alle im gesunden Darm natürlich vorkommenden Kleinstlebewesen wie Bakterien. Diese leben mit Mensch und Tier friedlich und in gegenseitigem Nutzen zusammen.

Enzyme: Substanzen, die Stoffwechselvorgänge ermöglichen und beschleunigen.

Essenziell: für den Körper/das Leben unbedingt notwendig.

Freie Radikale: reaktionsfreudige, kurzlebige und aggressive chemische Stoffe, die körpereigene Fette, Eiweiße, Zellstrukturen und die Erbsubstanz schädigen. Freie Radikale werden vermehrt durch schädigende äußere Einflüsse (Zigarettenrauch, Pestizide, Röntgen-, UV-Strahlung) sowie durch körperlichen oder geistigen Stress gebildet.

Hormone: Botenstoffe im Organismus von Mensch und Tier, die Stoffwechselprozesse steuern, regulieren und koordinieren.

Immunsystem: körpereigenes Abwehrsystem; Sammelbezeichnung für Zellen, Strukturen und körpereigene Stoffe, die dem Menschen helfen, sich gegen Krankheitserreger zu wehren.

Mineralstoffe: für den Menschen lebenswichtige chemische Elemente (Kalzium, Kalium, Magnesium etc.).

Photosynthese: Bei der Photosynthese bilden Pflanzen aus Kohlendioxid, Wasser und Sonnenlicht energiereichen Zucker. Der dabei entstehende Sauerstoff wird von den Pflanzen an die Luft abgegeben und sichert das Überleben des Menschen.

Sekundäre Pflanzenstoffe: chemisch völlig unterschiedlich aufgebaute Verbindungen; geben Pflanzen ihren Geruch, ihren Geschmack und ihre Farbe, schützen sie vor Fressfeinden sowie Pilzbefall und locken bestäubende Insekten an; viele sekundäre Pflanzenstoffe können für die Gesundheit des Menschen von großer Bedeutung sein.

Spurenelemente: chemische Elemente, die im Körper des Menschen nur in geringen Mengen, also in Spuren vorkommen und lebensnotwendig sind (Jod, Kupfer, Selen, Zink etc.).

Viren: winzige Krankheitserreger ohne Zellkörper.

Vitalstoffe: Substanzen, die für das Leben notwendig sind. Zu den Vitalstoffen zählen Vitamine, Mineralstoffe sowie Spurenelemente.

Vitamine: lebensnotwendige organische Wirkstoffe, die für zahlreiche Stoffwechselvorgänge wichtig sind; sie können vom menschlichen Organismus in der Regel nicht selbst hergestellt und müssen daher mit der Nahrung aufgenommen werden.

Weiterführende Literatur

Bankhofer, Hademar: *Gesundheit aus dem Kochtopf;* Kneipp Verlag, 2000

Bankhofer, Hademar: *Lebenselixier Lecithin;* Kneipp Verlag, 1997

Berner, Hans-Günter: *An vollen Töpfen verhungern;* Pro Medico Verlag, 1999

Carper, Jean: *Jungbrunnen Nahrung*; Econ Verlag, 1998

Carper, Jean: *Stop aging now!;* Perennial, 1996

Carr, Allen: *Endlich Wunschgewicht;* Goldmann Verlag, 2000

Dalla Via, Gudrun: *Powernahrung fürs Gehirn;* Rowohlt Taschenbuch Verlag, 1998

Dehin, Robert: *Gesund und schön mit Aloe Vera;* Bertelsmann Verlag, 1998

Deutsche Gesellschaft für Ernährung; Österreichische Gesellschaft für Ernährung; Schweizerische Gesellschaft für Ernährungsforschung; Schweizerische Vereinigung für Ernährung: *Referenzwerte für die Nährstoffzufuhr;* Umschau/Braus, 2000

Fahrnow, Ilse Maria: *Fünf Elemente Ernährung;* Verlag Gräfe und Unzer, 1999

Furmanek, M.: *Obst und Gemüse nur noch schöner Schein;* Beilage zur Hörzu, 2/1997

Gittleman, Ann Louise et al.: *Ihr Ernährungstyp;* Verlag Windpferd, 2003

Irons, Diane: *Was wirklich schön macht;* Goldmann Verlag, 1999

Lamy, Jutta; Zacker, Christina: *Fatburner – Nahrungsmittel zum Abnehmen;* Midena Verlag, 1998

Leitzmann, Claus; Groeneveld, Maike: *Gesundheit kann man essen – bioaktive Stoffe in Lebensmitteln;* dtv, 1997

Lunteren, Jeroen van; Ehmann, Hermann: *Vitamine helfen heilen;* LebensBaum Verlag, 1998

Markert, Dieter: *Die Markert-Diät;* Mosaik Verlag, 1998

Markert, Dieter: *Forever young, das Altern besiegen;* Mosaik Verlag, 1999

Mindell, Earl: *Die Nährstoffbibel;* Heyne Verlag, 1999

Mindell, Earl: *Die Vitamin Bibel für das 21. Jahrhundert;* Heyne Verlag, 1999

Neumayer, Petra: *Die Heilkraft der Aloe Vera;* Knaur Taschenbuch, 1998

Oberbeil, Klaus: *Die Fitmacher-Formel – Gesundheit aus den Genen;* Südwest-Verlag, 1996

Oberbeil, Klaus: *Fit durch gesunde Ernährung – richtig essen, glücklicher leben;* Südwest-Verlag, 2001

Oberbeil, Klaus: *Fit durch Vitamine – mit den Biostoffen zu Gesundheit und Vitalität;* Südwest-Verlag, 2003

Oberbeil, Klaus: *Fit ohne Fett – ein Leben lang schlank, vital und glücklich;* Südwest-Verlag, 2002

Oberbeil, Klaus: *Neugeboren durch Biostoffe;* Südwest-Verlag, 1998

Oppermann, Jutta; Krenz, Michaela: *Aloe Vera – Was die Pflanze wirklich kann;* Lebensbaum Verlag, 2004

Pollmer, Udo et al.: *Liebe geht durch die Nase. Was unser Verhalten beeinflusst und lenkt;* Verlag Kiepenheuer & Witsch, 2001

Pollmer, Udo et al.: *Prost Mahlzeit! Krank durch gesunde Ernährung;* Verlag Kiepenheuer & Witsch, 2001

Pollmer, Udo et al.: *Vorsicht Geschmack. Was ist drin in Lebensmitteln?;* Hirzel Verlag, 1997

Powter, Susan: *Ohne Diät geht's auch!;* Heyne Taschenbuch Verlag, 2001

Puhn, Adele: *Die revolutionäre Stoffwechsel-Diät;* Mosaik Verlag, 1997

Sullivan, Karen: *Vitamine und Mineralien – sanfte Wege zur Gesundheit;* Verlag Könemann, 1999

Temelie, Barbara: *Ernährung nach den Fünf Elementen;* Joy-Verlag, 2002

Treutwein, Norbert: *Übersäuerung. Krank ohne Grund?;* Südwest-Verlag, 2001

Vonwald, Gabriela: *Jungbrunnen OPC;* Lebensbaum Verlag, 2004

Wienecke, Elmar: *Fit statt fertig;* Lebensbaum Verlag, 2000

Worm, Nicolai: *Diätlos glücklich;* Hallwag Verlag, 1998

Dieses Buch ist auch in anderen Sprachen erhältlich:

Vonwald, Gabriela: *Tinned Health – Modern nutrition made easy;* Lebensbaum Verlag, 2004, ISBN 3-928430-31-9

Vonwald, Gabriela: *Salute dal barattolo – Alimenti integrativi nell'alimentazione moderna;* Lebensbaum Verlag, 2004, ISBN 3-928430-32-7

Register